W0192759

Sandy C. Newbigging

Detox für den Geist

Sandy C. Newbigging

Detox für den Geist

Die 5-Schritte-Methode

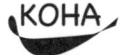

**Aus dem Englischen von
Maria Müller-de Haën**

Titel der Originalausgabe:
Heal the Hidden Cause
Copyright © 2013 by Sandy C. Newbigging
first published by Findhorn Press, Scotland
Deutsche Ausgabe:
© 2015 KOHA-Verlag GmbH Burgrain
Alle Rechte vorbehalten
Lektorat: Traudel Reiss

Covergestaltung: Sabine Dunst / Guter Punkt, München
Autorenfoto: Torge Niemann

Gesamtherstellung: Karin Schnellbach
Druck: CPI Moravia Books
ISBN 978-3-86728-279-6

*»Sandy ist ein Pionier auf dem Gebiet
der Geist-Körper-Entgiftung.«*

THE TIMES

Dieses Buch ist der wachsenden Gemeinschaft
von Mind Detox-Anwendern
aus aller Welt gewidmet.
Ihr seid für mich eine große Inspiration.

Inhaltsverzeichnis

Wunder oder Methode?

Vor einigen Jahren erhielt ich die Einladung, bei einem Entgiftungs-Retreat in Südspanien als Therapeut mitzuarbeiten. Ich hatte keine Ahnung, was da auf mich zukommen würde (zu dem Zeitpunkt dachte ich, Entgiftung wäre nur etwas für Drogensüchtige!). Aber ich packte meine Tasche und machte mich auf den Weg in die Sonne. Eine ganze Woche Sonne! Leider regnete es allerdings die ganze Zeit Bindfäden! Ich weiß nicht, ob dieser Mangel an Sonne mit dazu beitrug – aber auf jeden Fall war ich ganz schnell ausgebucht.

Ich bewegte mich auf ungewohntem Terrain – nicht nur was den Platz betraf. Viele der Teilnehmer, die zur Entgiftung gekommen waren, wollten etwas für ihre Gesundheit tun, weil sie körperliche Probleme hatten. In dieser Woche lernte ich Leute kennen, die unter Migräne, Reizdarmsyndrom, Unfruchtbarkeit, Bulimie, Fettleibigkeit und Schuppenflechte litten. Ich arbeitete also auf einmal im »Gesundheitsbereich« und hatte zudem für jeden Klienten nur wenige Stunden Zeit.

Ein glücklicher Zufall

Zwei Wochen vor meiner Abreise nach Spanien nahm ich auf Einladung an einem Gespräch mit Dr. David Hamilton teil, der auf die Geist-Körper-Verbindung spezialisiert ist. Das Gespräch war sehr inspirierend (man höre und staune, auch an diesem Tag war es sehr nass, dieses Mal in der Nähe von Glasgow), und Dr. Hamilton erzählte von vielen wissenschaftlichen Studien, die die Kraft des Geistes erforschten, unter anderem auch die Fähigkeit des Geistes, den Körper zu heilen.

Seine Aussagen kamen mir an diesem Tag in Spanien wieder in den Sinn, und ich wusste, ich musste meinen therapeutischen Ansatz überarbeiten, und zwar schnell. Meiner ersten Klientin machte ich den Vorschlag zu erforschen, ob ihre derzeitigen körperlichen Probleme eventuell auf mentale oder emotionale Themen aus der Vergangenheit zurückgeführt werden könnten. Sie war einverstanden, und so machten wir mit diesem Ansatz weiter.

Hm, und nun zur nächsten Frage ...

Ich hatte keine Ahnung, was ich denn nun fragen sollte! Ich weiß noch, wie ich auf mein leeres Notizbuch schaute und dann in die erwartungsvollen Augen meiner Klientin blickte. Ich beschloss, es einfach anzugehen, und fragte sie, ob eventuell ein bestimmtes Ereignis in ihrem Leben die Ursache ihrer gesundheitlichen Probleme sein und der Körper durch dessen Lösung geheilt werden könnte.

Und zu unser beider Erstaunen hatte sie sofort eine Antwort parat; in ihrem Geist war ein ganz bestimmtes Ereignis hochgekommen. Es brauchte lediglich ein paar weitere Fragen, und wir konnten eine mögliche Verbindung zwischen dem vergangenen emotionalen Geschehen und der aktuellen körperlichen Befindlichkeit erkennen. Sobald wir die wahrscheinliche Ursache gefunden hatten, arbeiteten wir daran, damit verbundene negative Emotionen freizusetzen, und die Sitzung war beendet.

Die heilende Kraft des Friedens

Und so ging es auch mit den anderen Sitzungen mit großem Erfolg weiter. Im Laufe der darauf folgenden Monate wurde ich immer wieder Zeuge von Spontanheilungen: Hautprobleme verbesserten sich, chronische Schmerzen und Verdauungsprobleme verschwanden, um nur einige dieser Heilungen zu nennen. Zudem wurden viele weitere emotionale und Lebensprobleme geheilt – das alles war möglich, weil diesen Menschen geholfen wurde, mit ihrer Vergangenheit Frieden zu schließen.

Ein Glücksfall

Nachdem ich in drei verschiedenen Fernsehserien dokumentiert hatte, wie so ein Geist-Körper-Entgiftungs-Retreat abläuft, wurde meine Methode unter dem Namen »Mind Detox« auch international bekannt. Durch die Fernsehauftritte und anschließende Buchverträge hatte ich die Chance, mit Hunderten von Menschen in meiner Praxis, meinen Workshops und Retreats in der ganzen Welt zu arbeiten.

Ein Wunder! (Oder doch nicht?)

Mit der Zeit wurde ich neugierig. War ich da Zeuge von Wundern? Oder war ich so eine Art begabter Heiler? Oder war ich einfach mehr oder weniger zufällig auf eine Heilmethode gestoßen, die an andere Menschen weitergegeben und von ihnen genutzt werden konnte?

Ein Jahr lang arbeitete ich mit Klienten in meiner Praxis und meinen Retreats immer wieder mit denselben therapeutischen Fragen, und wie sehr schnell klar wurde, lag die Kraft der Methode in der Methode selbst, und es gab eine reale Möglichkeit, andere darin zu schulen. Kurz nachdem ich das erkannt hatte, veranstaltete ich meinen ersten Mind Detox-Kurs und den ersten Zertifizierungskurs für Anwender und begann, über meine Akademie Menschen aus aller Welt auszubilden.

Heilen mit der Mind Detox-Methode

Die Mind Detox-Methode ist eine sehr effektive Möglichkeit, die verborgenen Ursachen von physischen, emotionalen und Lebensproblemen aufzudecken und zu heilen. Einfach ausgedrückt, könnte man sagen: Wenn Sie körperlich oder im Leben Negatives erleben und nicht wissen warum, kann diese Methode weiterhelfen. Wenn Sie mit Ihrer Vergangenheit Frieden schließen, können Sie chronischen Stress reduzieren und den Körper sich selbst heilen lassen. Durch das Aufgeben einschränkender Überzeugungen können Sie Ihren Geist, dieses unglaubliche Werkzeug, tatsächlich dazu nutzen, uns das Leben zu erschaffen, das Sie sich wünschen. Das ist eine echte Win-Win-Situation. Also fassen Sie Mut und legen Sie damit los. Die Chancen und Möglichkeiten sind wirklich unbegrenzt!

Sandy C. Newbigging
Januar 2013

Unheilbares heilen

VON SASHA ALLENBY, AUTORIN DES BESTSELLERS »MATRIX
REIMPRINTING – EFT UND QUANTENHEILUNG IN EINER
BAHNBRECHENDEN NEUEN THERAPIE«

Als ich mich auf meine eigene Reise begab, um zwei unheilbare, seit Langem bestehende Gesundheitsprobleme zu transformieren, hatte ich keinerlei Vorstellung davon, welche Rolle das Heilen meiner zugrunde liegenden emotionalen Probleme bei meiner Gesundung spielen würde. Ich hatte während meiner Krankheit weder einen unvoreingenommenen, aufgeschlossenen Geist, noch war ich an ganzheitlichen Therapien interessiert. Vielmehr steckte ich im derzeit weithin akzeptierten Paradigma der westlichen Medizin fest, demzufolge mit meinem Körper etwas nicht stimmte, er mich im Stich gelassen hatte und eine Intervention von außen nötig war, um das Problem zu »beheben«. Ich zog keinerlei Verbindung zwischen meinen unzähligen Stressfaktoren im Leben, die – hinter einer oberflächlichen Maske des Glücks versteckt – nicht gelöst, sondern unterdrückt wurden, und meinem physiologischen Zusammenbruch. Jahrelang experimentierte ich mit allen möglichen physischen Interventionen, aber erst als ich mich mit den ursächlich zugrunde liegenden emotionalen Faktoren meiner Krankheit befasste, wurde mein Körper geheilt, und zwar auf dramatische Weise.

Von Bettlägerigkeit zu strahlender Gesundheit

Innerhalb relativ kurzer Zeit verwandelte ich mich von einer bettlägerigen Patientin zu einer vollkommen gesunden Person. Das erscheint wie ein Wunder, doch seitdem habe ich solche Heilungen auch bei anderen Menschen miterlebt und unterstützt, und deshalb ist es für mich inzwischen etwas ganz Normales. Mich hat meine eigene Transformation so inspiriert, dass ich das, was ich gelernt hatte, leidenschaftlich gerne weitergeben wollte, und so baute ich einen internationalen Klientenstamm auf und unterstützte in meiner Praxisarbeit und durch meine Fortbildungskurse Tausende von Menschen weltweit. Ich schrieb zudem ein Buch gemeinsam mit dem Begründer einer Technik, die genau auf den Grundlagen von *Detox für den Geist – Die 5-Schritte-Methode* aufbaut: dem Auflösen der einer physischen Erkrankung zugrunde liegenden emotionalen Faktoren, wodurch der Körper heilen kann.

Wieder und wieder habe ich erlebt, wie Menschen aus allen Gesellschaftsschichten sich von einer Unzahl an körperlichen und psychologischen Erkrankungen heilten oder die Symptome sich zumindest erheblich besserten, sobald sie daran gingen, die jeweiligen zugrunde liegenden emotionalen Faktoren ihres physischen Leidens und gleichzeitig die damit einhergehenden Überzeugungen anzugehen, durch die der Körper krank geworden war. Es wurden alle möglichen Krankheiten transformiert, von Krebs bis zu Diabetes, von bipolaren affektiven Störungen bis hin zu chronischem Erschöpfungssyndrom, Gelenkrheumatismus, posttraumatischen Belastungsstörungen, von Ekzemen bis hin zu Phobien, um nur einige zu nennen, bis schließlich das Wunder zu etwas ganz Normalem wurde.

Einfache Lösung für erstaunliche Ergebnisse

Auf dieser Reise war ich immer daran interessiert, Werkzeuge und Techniken zu entwickeln und zu erforschen, die zu einer schnellen und dauerhaften Veränderung des emotionalen Klimas führen und Körper und Geist dabei helfen, wieder gesund zu werden. Auch an der Mind Detox-Methode von Sandy C. Newbigging hatte ich großes Interesse. Einer der wesentlichen Erfolgsfaktoren dieser Methode ist für mich ihre Einfachheit, wodurch sie leicht verständlich ist – sowohl für Anwender, die ihren Klienten dabei helfen möchten, schnell die Grundursache ihrer Krankheit aufzudecken, als auch für Laien, die zum Kern ihrer Herausforderungen vordringen wollen. Doch von der Einfachheit sollte man sich keineswegs täuschen lassen. Die Ergebnisse sind erstaunlich, was sich immer wieder an Sandys Tausenden von Sitzungen mit Klienten ablesen lässt.

Die Mind Detox-Methode ist nicht nur eine weitere Technik zum Transformieren von Emotionen; Sandy hat vielmehr ein komplettes System entwickelt, aufbauend auf seiner Arbeit mit echten Menschen und deren Herausforderungen. *Detox für den Geist – Die 5-Schritte-Methode* bietet also sehr viel mehr als lediglich eine Selbsthilfe- und Transformationstechnik. Wie ich aufgrund meiner eigenen Praxis- und Ausbildungserfahrung weiß, ist es eine Sache, eine Technik vorzustellen, aber eine ganz andere, die tief verwurzelten Blockaden anzugehen, mit denen sich Menschen herumschlagen, wenn sie sich anhand dieser Technik verändern wollen. Genau dafür ist *Detox für den Geist – Die 5-Schritte-Methode* gut: Das Buch erklärt nicht nur ein für alle leicht zugängliches und nutzbares System, sondern stellt auch jede Menge Lösungen für die Blockaden vor, denen sich Menschen gegenübersehen, die sich persönlich verändern wollen.

In diesem Buch finden sich ein paar echte Juwelen: von der tiefen Erforschung, Identifizierung und Auflösung der zugrunde liegenden Kernüberzeugungen, die mit zur Krankheit beitragen, über das Loslassen der blinden Flecken, wodurch ein paar weitverbreitete blockierende Überzeugungen aufgezeigt werden, bis hin zu deren Transformation und dem Aufgeben dieser Überzeugungen.

Ein wirklich hilfreiches Selbsthilfebuch

Detox für den Geist – Die 5-Schritte-Methode ist ein für alle nützliches Buch. Es ist für Anwender gedacht, die eine tiefe Heilung ihrer Klienten unterstützen wollen. Aber es ist auch ein leicht verständliches Buch für deren Klienten, damit diese ihren Weg der Heilung besser verstehen können. Man kann es auch Freunden oder Verwandten schenken, um ihnen ein besseres Verständnis zu vermitteln, wie sie ihre Heilung beeinflussen können. Und, was vielleicht am wichtigsten ist, man kann es immer wieder für sich selbst nutzen, dadurch das Verständnis vertiefen, wie Geist und Körper miteinander in Verbindung stehen, und die im Buch vermittelten Werkzeuge praktisch selbst anwenden. Wer nicht nur das Buch liest, sondern die Mind Detox-Methode auch selbst anwendet, kann vielleicht durch das Angehen bislang ungelöster emotionaler Herausforderungen wie so viele andere Menschen wundersame Heilung auf seinem Weg erfahren. Möge Ihre Reise mit der Mind Detox-Methode Ihnen Frieden bringen!

Sasha Allenby
Oktober 2012

»Heilung ist eine Frage der Zeit,
aber auch eine Frage der Möglichkeiten.«

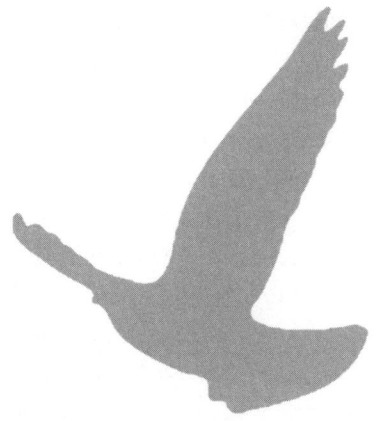

Schluss mit der Symptombehandlung

DER KÖRPER BRICHT NICHT ZUSAMMEN, UND DAS LEBEN IST NICHT GEGEN SIE.

Bessere Gesundheit, mehr Wohlstand und Glück ist keine abwegige Fantasie, sondern das Geburtsrecht des Menschen, der natürliche Seinszustand, denn jegliche andere Lebensweise erfordert Anstrengung, Stress und Unausgeglichenheit.

Der Körper hat von Natur aus eine Selbstheilungstendenz, und genau das tut er auch, wenn er die Möglichkeit dazu hat.

Ständig erlebe ich, wie mithilfe der in diesem Buch vorgestellten Methoden nicht nur körperliche Heilungen stattfinden, sondern die Betroffenen sich wesentlich besser fühlen und ihr Leben sich dramatisch verbessert – und das alles nur, weil ihnen geholfen wird, Frieden mit ihrer Vergangenheit zu schließen und ungesunde Überzeugung zu transformieren.

Eine bewährte und schnell wirkende Methode

Basierend auf meiner Arbeit als Therapeut in der Praxis, in Workshops und Retreats in der ganzen Welt habe ich eine Methode entwickelt, durch die die meist verborgenen mentalen und emotionalen Ursachen von physischen Beschwerden, emotionalen Belangen und Lebensproblemen aufgedeckt und behoben werden können.

Meine Methode deckt das auf, was ich als »Root-Cause Reason« (RCR) bzw. die Grundursache bezeichne; sie dient, wie wir in diesem Buch sehen werden, als Rechtfertigung für eine oder auch mehrere ungesunde Überzeugungen. Die Methode hilft Ihnen dabei, diese ungesunden Überzeugungen zu transformieren, indem Sie gesündere Schlussfolgerungen ziehen, welche aufgrund der Verbindung zwischen Geist, Körper und Umwelt den Körper und Ihr Leben auf natürliche Weise heilen können.

Bei der Arbeit mit Hunderten von Klienten habe ich die wichtigsten und am weitesten verbreiteten ungesunden Überzeugungen aufgespürt, die zu Unausgewogenheit führen. Sie werden in diesem Buch beschrieben, so dass die Leser herausfinden können, ob auch sie solche Überzeugungen hegen, und wenn ja, sich davon befreien können – für bessere Gesundheit, mehr Wohlstand und Glück.

Über die Symptombehandlung hinausgehen

Konventionelle Ansätze zur Heilung von physischen Krankheiten sind langfristig unter Umständen nicht erfolgreich, weil sie oft nur die oberflächlichen physischen Symptome behandeln, anstatt die tieferen darunter liegenden mentalen und emotionalen Ursachen zu beheben.

Ignoriert man diese zugrunde liegenden Ursachen, ist das ein bisschen so, wie wenn man einen reißenden Fluss einebnen wollte, ohne vorher das schroffe Gestein unter der Oberfläche zu beseitigen. Egal, was man macht, es wird nicht viel passieren, solange diese Steine nicht entfernt worden sind!

Geist und Körper sind größtenteils eins; deshalb sind physische Probleme nicht unbedingt ausschließlich auf physische Ursachen zurückzuführen. Aufgrund der wissenschaftlich nachgewiesenen

Geist-Körper-Verbindung können sich mentale Überzeugungen und emotionales Unbehagen auch in Form von physischen Problemen zeigen.

Wenn Sie Ihren Geist verändern, reagiert der Körper entsprechend darauf, denn Geist und Körper kommunizieren ständig miteinander.

Millionen von Menschen blockieren ungewollt Gesundheit, Wohlstand und Glück durch verborgene ungesunde Überzeugungen, die sich schädlich auf ihren Körper und ihr Leben auswirken. Diese Überzeugungen setzen den Körper unter unnötigen Stress, wodurch sie anfälliger werden für physisches »Un-Wohlsein« bzw. Krankheit; sie kommunizieren – unglaublich, aber wahr – sogar mit jeder einzelnen Körperzelle, welche darauf wiederum mit physischen Beschwerden reagiert, die die ihnen ständig vom Geist übermittelten Botschaften widerspiegeln. Überzeugungen haben zudem Einfluss darauf, wie Sie Ereignisse im Leben interpretieren; damit tragen sie auch entscheidend dazu bei, ob Sie ein Leben voller Probleme oder angefüllt mit friedvoller Schaffenskraft führen.

Der Körper bricht nicht einfach zusammen, und das Leben ist nicht gegen Sie.

Der Körper ist auf Überleben programmiert und wird alles Mögliche tun, um am Leben zu bleiben. Ich würde sogar sagen, das tut er bereits! Das, was Ihnen wie ein körperliches Problem erscheint, ist der bestmögliche Versuch des Körpers, sich anzupassen, um die mentale und emotionale Verfassung zu überleben, der er Tag für Tag ausgesetzt ist.

Wenn Sie Probleme mit Ihrer Gesundheit haben, gibt es auch einen Grund dafür. Der Körper erzeugt immer wieder dasselbe Problem, bis der Grund für diese körperliche Verfassung behoben ist. Löst man die zugrunde liegende Ursache für das Problem, dann hat das Problem gar keine Wahl mehr: Es muss für immer verschwinden. Das ist einfach sinnvoll und logisch. Meiner Erfahrung nach liegen die Ursachen vieler körperlicher, emotionaler und Lebensprobleme im eher subtilen (unbewussten) Bereich des Geistes. Meist handelt es sich dabei um verborgene ungesunde Überzeugungen, derer Sie sich nicht einmal bewusst sind. Deshalb kann es sehr schwierig sein, sie aufzudecken und zu beheben – solange Sie nicht wissen, wie das geht. Dieses Buch stellt genau dafür eine bewährte Methode vor, mit deren Hilfe Sie sich endgültig von Ihren ungesunden Überzeugungen befreien können.

Über dieses Buch

Detox für den Geist – Die 5-Schritte-Methode besteht aus drei Teilen:

TEIL EINS: Die heilende Geisteshaltung
TEIL ZWEI: Die verborgene Ursache aufdecken
TEIL DREI: Die verborgene Ursache heilen

In TEIL EINS wird darauf eingegangen, warum bessere Gesundheit, Seelenfrieden und Glück Ihr Geburtsrecht sind. Es werden inspirierende Erfolgsgeschichten aus dem wahren Leben vorgestellt und meine sieben Geheimnisse der Selbstheilung enthüllt. Sie können diese Geheimnisse dazu einsetzen, Ihre Selbsthei-

lungskräfte zu nutzen und die richtige Geisteshaltung einzunehmen, die es Ihnen ermöglicht, Ihren Körper, Ihre Emotionen
und Ihr Leben zu heilen.

In TEIL ZWEI helfe ich Ihnen, eventuell vorhandene ungesunde Überzeugungen aufzudecken, die Sie im Verborgenen
krank machen sowie schlechte Gefühle oder negative Lebenssituationen erzeugen. Damit Ihnen das leichter fällt, stelle ich
auch die am weitesten verbreiteten ungesunden Überzeugungen
vor, denen ich begegnet bin, und erkläre, wie Sie auf einfache
und doch sehr wirkungsvolle Weise Ihrer unbewussten Überzeugungen gewahr werden können.

In TEIL DREI beschäftigen wir uns mit der Lösung. Sobald
Sie Ihre ungesunden Überzeugungen aufgedeckt haben, helfe
ich Ihnen dabei, neue, gesündere Schlussfolgerungen zu ziehen,
so dass Sie, wenn Sie an vergangene Geschehnisse denken, mit
sich in Frieden sind, Ihr Körper heilen kann, Sie Befreiung auf
der emotionalen Ebene erleben und Ihr Leben zum Positiven
verändern können.

Vorschau auf das, was kommt
*Ich möchte mit der Mind Detox-Methode die therapeutische Arbeit
vereinfachen und die Selbstheilung beschleunigen.*

Bevor es losgeht, möchte ich Ihnen einen Überblick über die
Funktionsweise der Mind Detox-Methode geben; so wissen Sie
von Anfang an, wie einfach und doch tiefgehend diese Methode
sein kann.

Die verborgenen Ursachen von schlechten Gefühlen transformieren

Wenn etwas in Ihrem Leben Ihnen schlechte Gefühle bereitet, heißt das, Ihr Geist ist überzeugt, er dürfe sich – angesichts welcher Geschehnisse auch immer – schlecht fühlen. Damit Sie sich besser fühlen, transformiert die Mind Detox-Methode (MDM) die im Geist verborgenen rechtfertigenden Gründe für diese schlechten Gefühle. Sie werden durch positive Perspektiven ersetzt, und Sie fühlen sich auf natürliche Weise mehr im Frieden mit der Vergangenheit, Gegenwart und Zukunft.

Die verborgenen Ursachen von schlechter Gesundheit transformieren

Chronischer Stress gilt gemeinhin als die Hauptursache von körperlichen Gesundheitsproblemen. Doch Stress wird letztendlich nicht von äußeren Umständen oder anderen Menschen verursacht, sondern vielmehr von einem inneren Widerstand gegen das Leben. Die Mind Detox-Methode deckt die verborgenen Ursachen auf, die diesen Widerstand erzeugen, und hilft Ihnen, das Leben besser zu akzeptieren. Der Körper heilt sich immer, so gut er eben kann; verringert sich der Widerstand, schwindet auch der schädliche Stress, und der Körper kann schneller gesunden.

Die verborgenen Ursachen von schlimmen Geschehnissen im Leben transformieren

Ihr Geist will auf ganz unschuldige Weise beweisen, dass Ihre Überzeugungen stimmen. Wenn Sie ungesunde Überzeugungen hegen und meinen, Sie könnten im Leben nicht das erreichen, was Sie möchten, dann tut Ihr Geist sein Bestes, Ihre ungesunden Überzeugungen zu einer lebendigen Realität Ihres Lebens zu machen. Oder ganz plump ausgedrückt: Wenn Sie glauben, Geldverdienen sei eine schwierige Sache, dann wird Ihr Geist Sie dabei unterstützen, den Beweis dafür zu erbringen, dass Geldverdienen eine schwierige Sache ist! Die Mind Detox-Methode deckt die Quelle Ihrer ungesunden Überzeugungen auf und verhilft Ihnen zu positiveren und produktiveren Schlussfolgerungen über sich selbst, andere Menschen und die Welt, in der Sie leben. Dann macht sich Ihr Geist auf natürliche Weise ans Werk und beweist, dass Ihre neuen statt der alten Überzeugungen stimmen. So haben Sie im Leben leichter Erfolg.

Es gibt unendlich viele Möglichkeiten!

Es ist eine unbestreitbare Tatsache, dass Ihre Überzeugungen Einfluss auf Ihren Körper (wegen der Geist-Körper-Verbindung), Ihre Emotionen (weil sie zu jedem Zeitpunkt den Grund für Ihre Gefühle liefern) und Ihr Leben (weil sie darüber entscheiden, wie erfolgreich Sie sind) haben; somit kann das Transformieren ungesunder Überzeugungen große Vorteile mit sich bringen. Sie müssen nicht mehr das Opfer Ihrer Vergangenheit sein und können sich frei für ein Leben in wahrer Gesundheit, Wohlstand und Glück entscheiden.

Begeistert es Sie, die Mind Detox-Methode zu erlernen? Ich verspreche, dass es schon bald damit losgeht, aber dazu muss ich etwas vorbereiten, damit Sie die Geisteshaltung einnehmen können, die für echte, dauerhafte Veränderungen in Ihrem Leben und auf der körperlichen Ebene optimal ist.

TEIL EINS

Die heilende Geisteshaltung

Stellen Sie sich auf erstaunliche Ergebnisse ein

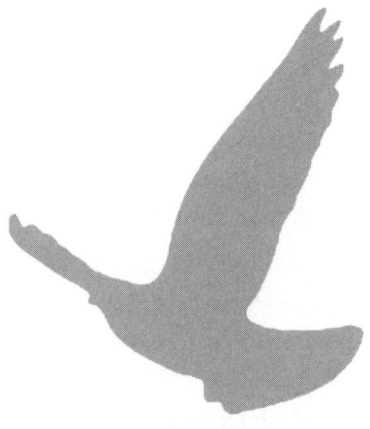

Kapitel Eins

Erfolgsgeschichten der Selbstheilung

Die richtige Geisteshaltung entwickeln, um den Körper und das Leben zu verändern.

Wunder geschehen tatsächlich! Ich hatte das große Glück mitzuerleben, wie Menschen aus der ganzen Welt alle möglichen, körperlichen, emotionalen und Lebensprobleme heilten, die nach traditioneller Auffassung als unheilbar gelten. Und ich habe gesehen, welche erstaunlichen Ergebnisse die Mind Detox-Methode-Anwender, die ich über meine Akademie ausbilden durfte, erzielten. Das ist für mich ganz besonders aufregend, denn es zeigt, dass die Mind Detox-Methode weitergegeben werden kann und alle, die bereit sind, ihre vergangenen Beschränkungen hinter sich zu lassen, sie erlernen und davon profitieren können. Im Laufe der letzten Jahre berichteten Menschen, die mit den in diesem Buch vorgestellten Methoden behandelt wurden, von der Besserung folgender Probleme: Refluxkrankheit, Akne, Süchte, Allergien, Angstzustände, Asthma, Arthritis, Rückenprobleme, chronische Schmerzen, Verstopfung, Depressionen, Diabetes, Essstörungen, Ekzeme, Erschöpfung, Nahrungsmittelunverträglichkeiten, Kopfschmerzen, Gehörverlust, Schwitzen, Schlaflosigkeit, Reizdarmsyndrom, geringes Selbstwertgefühl, myalgische Enzephalomyelitis (chronisches Erschöpfungssyndrom), Migräne, Geldprobleme, Panikattacken, Schuppenflechte, Phobien, Beziehungsprobleme, Schilddrüsenprobleme, Übergewicht etc.

Körperliche Heilung kann natürlich nicht garantiert werden, aber wie ich festgestellt habe, ist bei schlechter Gesundheit ein ganzheitlicher Ansatz sehr hilfreich.

Das Vertrauen in die Mind Detox-Methode stärken

Lesen Sie die nachstehenden Erfolgsgeschichten der Selbstheilung aus dem richtigen Leben; das stärkt Ihr Vertrauen in das, was Sie lernen werden. Sie sind nicht nur sehr inspirierend, sondern können Ihnen auch helfen, die Überzeugung zu entwickeln, dass Selbstheilung nicht nur möglich, sondern gar nicht zu vermeiden ist, und das ist von größter Wichtigkeit, um die angeborenen Selbstheilungskräfte des Körpers zu aktivieren. Und sie zeigen anschaulich auf, wie eine veränderte Geisteshaltung Ihre Lebensumstände verändern kann.

Vorteil Nummer 1: Schmerzfrei ohne Schmerzmittel

Der Körper ist das Sprachrohr des Geistes. Wenn etwas emotionale Schmerzen verursacht, kann das zu körperlichen Schmerzen führen. Ich habe gesehen, wie chronische Schmerzen auf der Stelle verschwanden, als die betroffene Person mit ihrer Vergangenheit Frieden geschlossen hatte.

Darf ich vorstellen …
… John, der unter Rückenschmerzen litt

»Seit einem Autounfall vor über zwei Jahren litt ich unter Schmerzen im unteren Rücken. Bei einem Gespräch mit Sandy fanden wir die Grundursache dafür heraus, warum mein Rücken überhaupt so verletzlich war. Das hatte mit dem Ereignis zu tun, dass mein Vater ein paar Wochen ins Krankenhaus kam, als ich ein kleines Kind war. Nach dem Auflösen der Grundursache verschwanden die Schmerzen umgehend. In dieser Nacht konnte ich (das erste Mal seit über zwei Jahren) ohne Schmerzmittel durchschlafen, stand am nächsten Morgen auf und machte Yoga!«

… Gail, die Knieschmerzen hatte:

»Ich litt seit Monaten unter geschwollenen Knien und hatte starke Schmerzen; also machte ich einen Termin für eine Mind Detox-Sitzung mit Sandy aus. Und die Ergebnisse waren für mich höchst erstaunlich. Die Schmerzen wurden umgehend weniger, am nächsten Tag war auch die Schwellung zurückgegangen, und ich konnte sogar wieder meine heiß geliebten Highheels tragen. Ich bin nach wie vor schmerzfrei und laufe mit hochhackigen Schuhen herum. Mind Detox ist einfach fantastisch.«

… Kate, die ebenfalls unter Knieproblemen litt:

»Ich hatte mir die Kniescheibe ausgerenkt und hatte jedes Mal, wenn ich das Knie bewegen wollte, wahnsinnige Schmerzen; Physiotherapie, und damit auch eine Genesung, waren dadurch unmöglich.
Ich arbeitete mit einem Schmerzphysiotherapeuten und erkannte, dass mein Knie physisch eigentlich gar nicht wehtat, sondern dass meine Schmerzen eine psychische Ursache hatten. In einer Sitzung mit Sandy fand er in kurzer Zeit heraus, dass die Verrenkung mich an ein traumatisches Erlebnis aus meiner Kindheit erinnert hatte, und diese Erinnerung manifestierte sich als Schmerz im Knie.

Nach nur einer Sitzung konnte ich wieder Physiotherapie machen und auf einen Heimtrainer steigen. Kurze Zeit später konnte ich wieder laufen. Ich bin wirklich davon überzeugt, dass ich mit traditioneller Therapie, wahrscheinlich in Verbindung mit der Einnahme von Antidepressiva, die mir mein Arzt empfohlen hatte, monatelang für die Genesung gebraucht hätte. Sandys Methode ist sehr gut geeignet, im tiefsten Inneren verborgene, unterdrückte Gefühle an die Oberfläche zu bringen und sie aufzulösen. Nach der Sitzung war ich ganz euphorisch, wie wenn eine Riesenlast von meinem Kopf genommen worden wäre. Ich würde Mind Detox jedem empfehlen, der unter körperlichen Beschwerden, die sich nicht bessern, leidet.«

... Debbie, die Menstruationsprobleme hatte:

»Seit ich mit 13 meine erste Periode hatte, also seit über dreißig Jahren, litt ich unter Menstruationsbeschwerden. Ich wurde mit Sandys Methode im Alter von 43 Jahren behandelt. Hätte ich bloß nicht so lange gewartet! Jeden Monat war ich völlig energielos, hatte das Gefühl, keine Kontrolle zu haben, und war ziemlich aufgebracht. Während der Mind Detox-Sitzung fand ich heraus, dass ich meine erste Periode an meinem 13. Geburtstag hatte; ich fühlte mich dabei schmutzig, unwohl, war traurig, hatte Angst und fühlte mich ungeliebt. Das stand emotional in Verbindung mit einem früheren Erlebnis, das ich im Alter von vier Jahren hatte; damals hatte ich dieselben Empfindungen, als ich mich fragte, ob mein Papa mich lieb hatte. Als ich erkannte, dass er mich mein ganzes Leben lang geliebt hat, lösten sich alle anderen negativen Emotionen umgehend auf. Zwei Wochen später hatte ich die erste schmerzfreie Periode seit 30 Jahren!«

Top-Tipp: Das Unaussprechliche aussprechen

Eine Möglichkeit, chronische Schmerzen zu mildern, besteht darin, diejenigen Erlebnisse im Leben zu heilen, bei denen Sie Ihre Gedanken nicht aussprechen und Ihre Gefühle nicht fühlen konnten. Sprechen Sie einmal das *Unaussprechliche* aus, fühlen Sie das *Unfühlbare* – in Bezug auf Menschen oder Ereignisse in Ihrer Vergangenheit – und gespeicherter emotionaler Stress kann freigesetzt werden, ebenso wie die physischen Schmerzen.

Vorteil Nummer 2: Sich in seiner Haut wohlfühlen

Auf der Haut machen sich oft die ersten körperlichen Anzeichen für ungelöste emotionale Probleme bemerkbar, die unter der Oberfläche schwelen. Und die Art des Hautproblems hat oft symbolischen Charakter; damit meine ich: Überempfindliche Haut, die sich beispielsweis in Form von Ekzemen zeigt, kann auf Trennungsängste zurückzuführen sein (dabei verstärkt die Haut ihre Fähigkeit die Person, den Ort oder das was man verloren hat zu erreichen bzw. zu berühren). Schuppenflechte, bei der die Haut vermehrt Zellen produziert, ist oft die Folge eines äußeren Angriffs, beispielsweise Schikane oder eine Nahtoderfahrung, die den Körper dazu bringt, eine besonders dicke Verteidigungsschicht gegen empfundene Bedrohungen zu errichten.

Da der Körper alle Hautzellen erneuert und etwa jeden Monat eine neue Haut produziert, ist eine sehr schnelle Heilung möglich, sobald erst einmal die Ursache des jeweiligen Hautproblems aufgelöst worden ist.

Darf ich vorstellen ...

... Melissa, die Ekzeme hatte:

»Ich war eine total angespannte Person, bis ich Sandy kennenlernte. Ich kann voller Überzeugung sagen, dass ich inzwischen viel entspannter bin und eine ganze Reihe negativer gesundheitlicher stressbedingter Auswirkungen komplett verschwunden sind. Auch mein Hautbild hat sich drastisch verbessert, nachdem ich die Grundursache für mein Ekzem aufgedeckt hatte (welche auf ein Kindheitserlebnis zurückzuführen war). Vielen, vielen Dank. Ich fühle mich wunderbar!«

Vorteil Nummer 3: Superverdauung!

Das Gehirn und die Verdauungsorgane stehen emotional sehr eng miteinander in Verbindung. Ähnlich wie bei der Haut ist der Darm auf eher symbolischer Weise das Sprachrohr des Geistes. Menschen, die bestimmte Ereignisse im Leben »schwer verdauen« können, haben beispielsweis oft Verdauungsprobleme. Übermäßig gestresste oder verängstigte Menschen brauchen zu allem Übel auch noch oft dringend eine Toilette, weil sie unter chronischem Durchfall leiden. Wer im Leben Verluste erlitten hat und Schwierigkeiten mit dem Loslassen hat, ist oft anfällig für Verstopfung, denn auch die Verdauungsorgane lassen nicht mehr los.

In allen drei Fällen können die in diesem Buch vorgestellten Methoden für eine bessere Verdauung sorgen.

Darf ich vorstellen ...

... Tracey, die unter Verstopfung litt:

»Ich war total gestresst, hatte Übergewicht, litt unter Verstopfung, hatte in den Beinen so schlimme Ödeme, dass ich mich nicht hinknien konnte, hatte kein Selbstwertgefühl und hatte unkontrollierbare Schweißausbrüche, wenn mich jemand ansprach. Inzwischen habe ich viel mehr Selbstvertrauen, bin über fünf Kilo leichter, die Ödeme sind verschwunden, ebenso die Verstopfung und die Schweißausbrüche! Sandys Methode ist ganz fantastisch, ich kann ihm nur aus vollem Herzen danken – ich bin eine neue Frau geworden!«

... Ian, der ebenfalls unter Verstopfung litt:

»Schon als Kind litt ich unter schlechter Verdauung. Mit 34, bei der Arbeit mit Sandy, fand ich heraus, dass ich im Geheimen davon überzeugt war, der Gang zur Toilette wäre nicht sicher. Und ganz ehrlich: Sobald wir diese überholte Überzeugung transformiert hatten, musste ich sofort aufs Klo, denn mit der Verstopfung war Schluss! Seitdem ist ein Monat vergangen, und meine Verdauung funktioniert wunderbar; ich habe sogar etwa sechseinhalb Kilo abgenommen und das ganz ohne Diät. Jetzt weiß mein Körper, dass es sicher ist, loszulassen!«

Vorteil Nummer 4: Gewichtsverlust, der das Leben verändert

Übergewicht ist oft ein Symptom und Hinweis auf eines oder auch mehrere physische bzw. emotionale Probleme. Um wieder Ihr Normalgewicht zu erlangen, müssen Sie erforschen, warum

Ihr Körper das Bedürfnis empfand, sich durch eine Gewichtszunahme anzupassen; dann müssen Sie bereit sein, die physischen und emotionalen Lebensumstände Ihres Körpers zu verändern. So kann sich der Körper auf natürliche Weise erneut anpassen, diesmal durch Gewichtsverlust.

Darf ich vorstellen …
… Susan, die mit ihrem Gewicht kämpfte:

»Zwischen 20 und 30 legte ich an Gewicht zu, verstand aber nicht warum. Egal, womit ich abnehmen wollte, es änderte sich nicht viel. Bei der Arbeit mit Sandy entdeckte ich einen Zusammenhang zwischen der Gewichtszunahme und dem, was damals in meinem Leben los war. Mir wurde klar, dass mein Körper sich durch das zusätzliche Gewicht vor dem Konflikt schützen wollte, der sich in meiner Familie zutrug. Als ich die ungelösten Emotionen losließ, die mit dieser schwierigen Zeit in meinem Leben zu tun hatten, nahm ich umgehend und wie durch Zauberei ab!«

Vorteil Nummer 5: Schluss mit Schwitzen!

Meine Methode wurde erfolgreich bei exzessivem Schwitzen eingesetzt, was oft mit Angst und Wut zu tun hat. Bei den meisten Fällen wurzelt die Grundursache in einer Zeit, als die betreffende Person im Mittelpunkt der Aufmerksamkeit stand und nicht wusste, was sie tun sollte. Der daraus resultierende Schock wird vom Körper erinnert, und deshalb bricht er auch weiterhin in Panik aus, wenn Ähnliches erneut passiert. Oft hat die Person, die unter übermäßigem Schwitzen leidet, sich auch ungerecht behandelt gefühlt und spürt unterschwellige Wut.

Darf ich vorstellen …

… Alistair, der übermäßig schwitzte:

»Eigentlich bin ich als Soldat der königlichen Marine total fit und gesund, musste aber meine unkontrollierbaren Schweißausbrüche verbergen. Immer musste ich dunkle Kleidung tragen, auf einem Handtuch schlafen und konnte mich nicht um die von mir angestrebte Beförderung bewerben, weil Schwitzen als Zeichen von mangelnder Fitness galt. Dank Sandy erreichte ich Teile meines Geistes, von deren Existenz ich bis dahin nicht einmal etwas geahnt hatte. Es kam eine Erinnerung an meine Schulzeit hoch, als ein Lehrer mich ungerechterweise angebrüllt hatte und ich wütend gewesen war, weil ich als Dummkopf hingestellt worden war. Als ich mit der Vergangenheit Frieden schließen konnte, ließ das übermäßige Schwitzen, was mich seit Jahren plagte, nach. Jetzt habe ich es unter Kontrolle und kann mein Leben mit mehr Vertrauen und Seelenfrieden leben.«

Vorteil Nummer 6: Schluss mit Migräne

Darf ich vorstellen …
… Sophie, die Migräne hatte:

»Jahrelang litt ich unter lähmenden Migräneanfällen. Durch die Arbeit mit Sandy fand ich heraus, was mir die ganze Zeit so ›im Kopf‹ herumging (wenn auch unbewusst!). Ich schaffte es, die Überzeugungen zu verändern, die ein so negatives Selbstgefühl verursacht hatten, und die Blockaden aus dem Weg zu räumen, die mich daran gehindert hatten, die in meinem Leben nötigen Veränderungen anzugehen.

Seitdem hatte ich keine Migräne oder Kopfschmerzen mehr. Die Beziehungen zu meinen Freunden sind besser geworden, und die Angst hinsichtlich der Gründung einer eigenen Familie ist verschwunden. Inzwischen bin ich sehr glücklich verheiratet und erwarte bereits mein erstes Baby. Mein Leben hat sich wirklich verändert!«

... Rachel, die auch unter Migräne litt:

»Seit Jahren hatte ich regelmäßig Migräneanfälle. In meiner Sitzung mit Sandy deckte ich die emotionale Ursache dieser Migräne auf und konnte sie heilen; sie hatte mit dem Selbstmord eines Freundes zu tun, was ich wiederum mit dem plötzlichen Tod eines Familienmitglieds in Verbindung gebracht hatte. Und wunderbarerweise hörten die Kopfschmerzen auf der Stelle auf, als ich mir selbst zugestand, mit dem Tod dieser beiden Menschen Frieden zu schließen. Seitdem hatte ich keine Migräne mehr.«

Vorteil Nummer 7: Ein süßeres Leben auf ganz natürliche Weise
Ich fiel fast vom Stuhl, als ich die folgende Erfolgsgeschichte von einem MDM-Anwender aus Mexiko hörte:

Darf ich vorstellen ...
... Rosa, die Diabetes hatte:

»Ich hatte schwere Diabetes, und mein Blutbild zeigte einen hohen, ungesunden Wert von 300 an. Am Tag nach meiner Mind Detox-Sitzung war der Wert auf 160 zurückgegangen!

Und jetzt, drei Monate später, hat mein Arzt meine Medikamente komplett abgesetzt.«

Vorteil Nummer 8: Schluss mit schlechten Verhaltensweisen

Zerstörerische Verhaltensweisen wie Phobien, Süchte und Zwangsstörungen gehören womöglich der Vergangenheit an, wenn Sie mit den in diesem Buch vorgestellten Methoden daran arbeiten, und zwar hauptsächlich, weil Ihre Überzeugungen Ihre Emotionen bestimmen und Ihre Emotionen Ihr Verhalten. Durch das Ändern von emotional geschürten Überzeugungen fällt es Ihnen leichter, sich natürlich so zu verhalten, wie Sie möchten.

Darf ich vorstellen …
… Juliet, die unter Putzzwang litt:

»Alles musste makellos sauber sein. Ich ging nicht mit meinem Kind spazieren und spielte mit ihm nicht im Freien, weil ich Schmutz nicht ertragen konnte. Bei der Arbeit mit Sandy fand ich heraus, dass ich unbewusst Schmutz mit Gefühlen der Verletzlichkeit assoziierte. Immer wenn ich etwas Schmutziges sah, fühlte ich mich also verletzlich und musste den Schmutz entweder beseitigen oder weglaufen. Gleich nachdem ich die Ursache für diese unbewusste Verbindung aufgelöst hatte, hatte ich Spaß daran, im Matsch herumzutollen und im Dreck zu wühlen. Dadurch kann ich mein Familienleben besser genießen und sogar ab und zu zu einer Töpferstunde gehen!«

… Liz, die keine Auslandsreisen machen konnte:

»Seit 20 Jahren hatte ich keinen Auslandsurlaub mehr gemacht, weil ich bei meinem letzten Urlaub auf dem Rückflug richtig krank wurde und überzeugt war, das würde wieder passieren. Ein paar Wochen vor meinem Urlaub hatte ich ein paar Stunden mit Sandy, und mit seiner Hilfe fand ich die wahren Gründe für meine Angst vor Krankheit auf Reisen heraus. Dadurch konnte ich nicht nur die Vorfreude auf den Urlaub sorgenlos genießen, sondern auch den Flug, bei dem ich weder krank wurde noch Medikamente nehmen musste.

Inzwischen fliege ich ziemlich oft ins Ausland und auch innerhalb von Großbritannien ohne Zwischenfälle und genieße diese Flüge sehr. Mein ganzes Leben hat sich verändert, denn immer, wenn ich gestresst bin, wende ich die Techniken an, die ich von Sandy gelernt habe, und sie funktionieren. Ich kann gar nicht oft genug sagen, wie nützlich eine Sitzung mit Sandy für alle sein kann, die unter irgendwelchen Problemen leiden, seien diese mentaler oder körperlicher Art. Das Leben kann sich dadurch für immer verändern.«

Vorteil Nummer 9: Cool, ruhig und selbstsicher

Sie sind viel selbstsicherer als Sie meinen, darauf wette ich! Trauen Sie sich zu, eine Tasse Tee zuzubereiten, das Haus zu putzen oder ein Hobby zu pflegen? Natürlich tun Sie das! Und zwar weil Vertrauen vom Kontext abhängt. Anders ausgedrückt, gibt es so etwas wie »unsichere Leute« gar nicht, nur Menschen, die ständig negative Gedanken und Emotionen haben, wenn sie mit bestimmten Lebensumständen konfrontiert werden. Selbstbewusstsein bzw. Selbstsicherheit ist das natürliche Gefühl, wenn Sie KEINE negativen Gedanken und Gefühle hegen.

Menschen mit einem geringen Selbstwertgefühl machen sich oft Sorgen darüber, was andere Leute über sie denken. Dagegen hilft, sich selbst mehr zu lieben, dann *brauchen* Sie die Zuneigung der anderen nicht mehr.

Darf ich vorstellen …

… Annette, die ein geringes Selbstwertgefühl hatte:

»Ich hatte so viele Probleme, mit denen ich mich herumschlagen musste, dass ich schon froh gewesen wäre, nur eins loszuwerden. Wie ich mit Hilfe von Sandys Methode herausgefunden habe, lösen sich alle miteinander zusammenhängenden Probleme in Luft auf, wenn ich an die ›Wurzel des Übels‹, also die Grundursache herangehe – und es funktioniert. Es ist wie Zauberei. Ich dachte immer, ich sei nicht gut genug und alle Menschen, die ich liebe, würden mich verlassen, doch jetzt weiß ich zum ersten Mal in meinem ganzen Leben, dass ICH PERFEKT BIN!«

Vorteil Nummer 10: Ein friedvolles Leben!

Die ungesunden Überzeugungen, die mit ungelösten emotionalen Vorkommnissen verbunden sind, können den Körper-Geist beständig unter Stress setzen (die sogenannte Kampf-oder-Flucht-Reaktion). Solche Menschen sind dann möglicherweise ständig dabei, nach potenziellen Bedrohungen Ausschau zu halten, machen sich zu viele Gedanken und leiden unter chronischen Angstzuständen.

Darf ich vorstellen …

… Jill, die unter lähmender Angst litt:

»Tagtäglich hatte ich lähmende Angstanfälle, sodass ich nicht einmal mehr ganz gewöhnliche Dinge erledigen konnte. Ich zitterte, mir war schlecht, ich aß zu viel, um gegen die Übelkeit anzugehen, rannte wie ein kopfloses Huhn durch die Gegend und bekam nichts geregelt. Seit ich die Methoden anwende, die ich von Sandy gelernt habe, hatte ich keinen einzigen Angstanfall mehr. Ich habe viel mehr Energie, bin konzentrierter und kann mehr erledigen. Mein Leben und damit auch das Leben der Menschen, mit denen ich zu tun habe, ist ruhiger und glücklicher geworden. Ich lache viel mehr, und ich schlafe auch besser. Alte Verhaltensmuster und frühere Traumata gehören der Vergangenheit an, denn ich lerne, im Hier und Jetzt zu leben und jeden Augenblick zu genießen.«

Wahrscheinlich sind Sie jetzt, nachdem Sie diese Erfolgsge-schichten gelesen haben, ganz gespannt darauf, diese Techniken zu erlernen und anzuwenden, von denen all diese glücklichen Menschen so sehr profitiert haben. In Kürze werde ich auf diese Methoden eingehen, doch zuvor möchte ich noch ein paar Geheimnisse mit Ihnen teilen, die den Knackpunkt von vielen dieser wundersamen Erfolgsgeschichten ausmachen …

Kapitel Zwei

Die sieben Geheimnisse der Selbstheilung

Wie der Geist zur Heilung beiträgt

Das Wissen um die folgenden Geheimnisse der Selbstheilung kann Ihnen helfen, Zugang zu den eigenen Selbstheilungskräften zu erlangen. Diese Geheimnisse (Geheimnisse deshalb, weil sie nur wenigen Menschen bekannt sind) erklären, warum physische Probleme nicht unbedingt rein physische Ursachen haben, wie das emotionale Wohlbefinden und körperliche Gesundheit untrennbar miteinander verbunden sind und warum sich durch eine veränderte Geisteshaltung der Körper und das Leben heilen lassen.

Das Berücksichtigen dieser Geheimnisse der Selbstheilung half mir sehr dabei, die richtige Geisteshaltung zu entwickeln, um anderen helfen zu können. Meiner Meinung nach können Sie damit die Kontrolle über Ihr körperliches und emotionales Schicksal in die Hand nehmen, sich von chronischem Stress befreien und ein erfüllteres Leben genießen. Sind Sie bereit für das erste Geheimnis? Dann los!

Geheimnis Nummer 1: Ihr Körper ist Ihr Geist.

Die Überzeugungen, Wahrnehmungen und Erfahrungen des Geistes können in den gesamten Körper übertragen werden und physische Reaktionen auslösen.

Ein in der westlichen Welt verbreitetes Missverständnis besagt, Geist und Körper wären voneinander getrennt und es gäbe physische Probleme und geistige bzw. emotionale Probleme. Doch Geist und Körper sind in hohem Maße eins. Mentaler Stress und ungelöste unangenehme Emotionen können sich auf viele körperliche Aspekte auswirken und in körperlichen Beschwerden und Krankheiten zeigen.

Die Geist-Körper-Verbindung ist seit vielen Jahrhunderten bekannt, doch erst seit ein paar Jahren konnte in vielen wissenschaftlichen Studien nachgewiesen werden, wie Gedanken und Emotionen den Körper beeinflussen.

WENN SIE DANKBAR SIND ...

verstärken Sie bestimmte Aspekte des Immunsystems fast um das Doppelte, beschleunigen Sie Heilungsprozesse, da das Gewebe mehr Sauerstoff enthält, und nehmen positiven Einfluss auf die sogenannte Kohärenz des Herzrhythmus, was sich in Folge wiederum positiv auf viele andere lebenswichtige Organe auswirkt.

WENN SIE ÄRGERLICH SIND ...

schütten Sie, wie Forscher der Ohio State University herausgefunden haben, Zytokine aus, die entzündungsauslösenden Immunmoleküle. Ein hoher Zytokinspiegel wird mit Arthritis, Diabetes, Herzkrankheiten und Krebs in Verbindung gebracht.

WENN SIE EIFERSÜCHTIG SIND ...

leiden Sie irgendwann körperlich unter Bluthochdruck, Herzklopfen, einem hohen Adrenalinspiegel und einem geschwächten Immunsystem.

WENN SIE VERLIEBT SIND ...

haben Sie einen höheren Spiegel an Nervenwachstumsfaktoren; das haben Studien der Universität von Pavia, Italien, ergeben. Ein stärkeres Nervenwachstum hilft beim Wiederaufbau des Nervensystems und verbessert das Gedächtnis. Liebe wird auch mit Schmerzminderung, einem gesünderen Herzen und Langlebigkeit in Verbindung gebracht.

WENN SIE TOTAL GESTRESST SIND ...

müssen Sie damit rechnen, dass irgendwann ein schädlicher Cocktail aus Stresshormonen, unter anderem Adrenalin und Noradrenalin, im Körper zirkuliert. Diese Stresshormone greifen mit der Zeit das Immunsystem an, schwächen die Organe und führen dazu, dass der Körper langfristige Aufbau- und Reparaturarbeiten einstellt; sie beschleunigen den Alterungsprozess, und der Körper wird anfälliger für chronische Krankheiten.

Diese Liste lässt sich endlos weiterführen ...
Der Geist steht mit dem autonomen Nervensystem (ANS) in Verbindung, das den Herzschlag, den Blutdruck, die Verdauung und den Stoffwechsel reguliert und viele weitere »automatische« Körperfunktionen übernimmt. Diese autonome Geist-Körper-Verbindung wird beispielsweise offensichtlich, wenn Sie aus Verlegenheit rot im Gesicht werden, Ihnen beim Gedanken an Ihr Lieblingsgericht das Wasser im Mund zusammenläuft und Sie bei Nervosität oder Aufregung Schmetterlinge im Bauch haben. Sogar bei sexueller Erregung müssen Geist und Körper miteinander kommunizieren! Auch wenn wir diese ganz normalen körperlichen Reaktionen für selbstverständlich halten, ist es doch sinnvoll, einmal darüber nachzudenken,

was da eigentlich passiert, und das entsprechend zu würdigen. Damit Sie vor Verlegenheit rot im Gesicht werden, wird der Blutfluss in die Haut gelenkt, und dazu müssen im Körper Tausende von chemischen Reaktionen ablaufen. Die Nervosität, die sich im Magen bemerkbar macht, ist darauf zurückzuführen, dass das Blut aus der Magenschleimhaut abfließt und in die äußeren Bereiche des Körpers strömt, damit Sie einer wahrgenommenen äußeren Bedrohung Widerstand leisten oder vor ihr davonlaufen können. Und dass bei sexueller Erregung aufgrund von bestimmten Gedanken alle möglichen körperlichen Reaktionen auftreten können, wissen wir ja wohl alle.

Die chemischen Botenstoffe des Geistes

Viele dieser Geist-Körper-Verbindungen sind uns bekannt, weil der Geist nachgewiesenermaßen auch in den Körperzellen existiert. Neuropeptide (die sogenannten »Moleküle der Emotionen«) werden im Blut freigesetzt und können sich wiederum durch Kommunikation mit den einzelnen Zellen auf sämtliche Körperfunktionen auswirken.

An nur sehr wenigen Körperstellen können Sie sich schneiden, ohne zu bluten. Und ebenso sind Neuropeptide im Körper nur an sehr wenigen Stellen *nicht* zu finden. Der Körper ist buchstäblich so stark mit den chemischen Botenstoffen der Gedanken durchsetzt, dass die Aussage, der körperliche Zustand sei im wahrsten Sinn des Wortes eine physische Manifestation des Geistes, durchaus wissenschaftlich korrekt ist.

Jawohl, so ist es. Ihr Körper ist eine physische Manifestation Ihres Geistes.

Geht man einmal nicht davon aus, dass die ganzen körperlichen Reaktionen das Ergebnis Ihrer Gedanken und Emotionen sind, kommen Sie nicht umhin, sich zu fragen, ob die chronischen Rückenschmerzen, die Hautprobleme oder Verdauungsstörungen wirklich nur auf ein physisches Phänomen zurückzuführen sind. Wollen wir verstehen, warum sich Menschen mit bestimmten körperlichen Problemen herumschlagen, sind die Implikationen der Geist-Körper-Verbindung sehr weitreichend, insbesondere dahin gehend, wie stark Ihre Überzeugungen nicht nur Ihren Körperzellen bekannt sind, sondern auch ständig körperliche Veränderungen bewirken. Dazu gleich mehr, doch zunächst einmal …

… wollen wir ein Spiel spielen

Den Geist-Körper beobachten

Achten Sie die nächsten 24 Stunden einmal sehr aufmerksam auf Ihre Körperreaktionen, wenn Sie an alle möglichen Sachen denken oder unterschiedliche Situationen durchleben. Bemerken Sie darauf, was in Ihrem Körper passiert, wenn Sie:

- sich an bestimme Dinge erinnern;
- an jemanden denken, den Sie nicht mögen, im Gegensatz zum Gedanken an jemanden, der Ihnen lieb und teuer ist;
- an verschiedene Zukunftsszenarien denken, die für Sie aufregend sind, im Gegensatz zu Vorstellungen, die Ihnen eher Sorgen bereiten;
- etwas lustig finden und darüber lachen;
- etwas traurig finden und darüber weinen;

- jemanden oder etwas kritisieren;
- jemanden oder etwas wertschätzen und loben;
- unterschiedliche äußere Situationen durchleben – beispielsweise im Stau stehen, umarmt werden oder einen Film anschauen.

Ein erster entscheidender Schritt zur Selbstheilung

Der erste Schritt der absichtsvollen Selbstheilung (absichtsvoll deshalb, weil Sie sich ganz unabsichtlich ständig selbst heilen) besteht darin, überhaupt erst einmal persönlich die Erfahrung zu machen und zu bemerken, dass Ihre Gedanken und Emotionen sich tatsächlich auf Ihren Körper auswirken.

Wenn Sie sich dieser Tatsache gewahr werden, entfernen Sie sich vom Nichtbeachten der ständig hinter den Kulissen ablaufenden Auswirkungen der Geist-Körper-Verbindung und erkennen an, dass das passiert. Das hört sich einfach an, aber ob Sie es nun glauben oder nicht, es ist ein Riesenschritt hin zu mehr Verantwortung für Ihr körperliches Schicksal.

Wenn Sie voll und ganz anerkennen, dass Ihre Gedanken und Emotionen sich auf die Abläufe in Ihrem Körper auswirken, sind Sie von Natur aus viel besser in der Lage, aktiv auf Ihre körperliche Gesundheit und Ihr Wohlbefinden Einfluss zu nehmen.

Geheimnis Nummer 2: Ihre Überzeugungen werden zu Ihrem Körper.

Ungesunde Überzeugungen können sich physisch als ungesunder Körper manifestieren.

So wirken sich Überzeugungen auf der biologischen Ebene aus.

Überzeugungen können die Biologie beeinflussen, weil Geist und Körper miteinander in Verbindung stehen. Ihre Überzeugungen sind Schlussfolgerungen, die Sie im Laufe Ihres Lebens über Ihren Körper, Ihre Persönlichkeit, Ihre Fähigkeiten, Ihren Selbstwert, Ihre Sicherheit, Ihr Gefühl, liebenswert zu sein, etc. gezogen haben.

Wie Untersuchungen ergeben haben, können Überzeugungen viele physische Funktionen beeinflussen, unter anderem die Verdauung, das Immunsystem, den Blutdruck und sogar die DNS. Die Auswirkungen der Verbindung zwischen Überzeugungen und Körper reichen von alltäglichen physischen Reaktionen bis hin zu lebensbedrohlichen Erkrankungen; Ihre Überzeugungen werden auf sehr reale Weise zu Ihrer Biologie. Wenn Sie erkennen, welche Auswirkungen Ihre Überzeugungen haben, können Sie mehr Vertrauen in Ihre Selbstheilungsfähigkeiten entwickeln.

Das Wunder im Mund

Beim Gedanken an etwas, was Ihnen schmeckt, bereitet sich Ihr Körper darauf vor, das zu essen. Die Speicheldrüsen produzieren umgehend eine Flüssigkeit, bestehend aus Wasser, Schleim, Proteinen, Mineralsalzen und Amylase, einem Enzym zum Abbau von Speisestärke. Unglaublich aber wahr: Der Körper kann auf Nahrungsmittel, die Sie mögen, und solche, die Sie nicht mögen, unterschiedlich reagieren. Denken Sie an etwas, das Ihnen nicht schmeckt, dann produziert Ihr Körper weniger Speichel und kann diese Nahrung, die Sie, wie Sie *glauben*, nicht mögen, nicht so leicht hinunterschlucken. Zwei ganz unterschiedliche körperliche Reaktionen, und es sind allein die Überzeugungen und Meinungen über verschiedene Nahrungsmittel, die den Körper wissen lassen, dass er unterschiedlich reagieren soll. Das ist wirklich erstaunlich!

Uhrwerk Orange

Noch erstaunlicher sind die Erfahrungen von Menschen mit multiplen Persönlichkeitsstörungen. Es gibt dokumentierte Fälle von Menschen, die, je nachdem welche Persönlichkeit gerade dominierte, in unterschiedlicher körperlicher Verfassung waren. In einem Fall hatte eine dieser Persönlichkeiten eine starke Allergie gegen Orangen, während die anderen Persönlichkeiten darauf überhaupt nicht allergisch reagierten. In einem anderen Fall war eine Persönlichkeit auf eine Brille angewiesen, und die andere Persönlichkeit verfügte über ein ganz normales Sehvermögen. Bei beiden Fällen lag die *Ursache* dieser Persönlichkeitsunterschiede im Geist, nicht im Körper.

Die Kraft des Placebos

Auch das weitverbreitete Phänomen des Placebo-Effekts beweist, wie Überzeugungen den Körper beeinflussen. Der Placebo-Effekt tritt beispielsweise dann auf, wenn jemand ein Scheinmedikament einnimmt in dem Glauben, es wäre das *echte* Medikament, und daraufhin eine Besserung eintritt. Es gibt Tausende von dokumentierten Fällen aus aller Welt, aus denen hervorgeht, dass ganz offensichtlich die Überzeugung von der Wirkkraft des Scheinmedikaments und nicht die Inhaltsstoffe die Heilung bewirken.

Genauso wirkungsvoll ist allerdings der schädliche Nocebo-Effekt mit der gegenteiligen Wirkung: Die Überzeugungen der betreffenden Person machen sie krank oder führen sogar zum Tod.

Erkältungen

Früher wurde ich jeden Winter ein paarmal krank; ich »erkältete« mich. Eines Tages fand ich für mich (meinen Geist) überzeugende Beweise dafür, dass man sich gar keine Erkältung einfangen kann, und raten Sie mal was passiert ist: Seitdem habe ich mich nie mehr erkältet. Bloßer Zufall? Das glaube ich nicht.

Die Uhr läuft ab.

Oder haben Sie schon einmal von Leuten gehört, denen man gesagt hatte, sie hätten nur noch eine begrenzte Zeit zu leben, meinetwegen drei Monate, und auf den Tag genau drei Monate nach der tödlichen Diagnose starben sie? Meiner Meinung nach ist auch das kein Zufall. Ich glaube vielmehr, in solchen gängigen Beispielen werden die Überzeugungen zum Körper.

Bei meiner Arbeit mit Hunderten von Menschen, denen ich half, ihre Überzeugungen zu verändern, fand ich heraus, dass es zwei Arten von ungesunden Überzeugungen gibt, die sich auf den Körper auswirken:

Körperüberzeugungen und Stressüberzeugungen: Körperüberzeugungen haben direkt mit den physischen Körperfunktionen zu tun. Dabei handelt es sich um Schlussfolgerungen über den eigenen Körper, die schließlich zu selbsterfüllenden Prophezeiungen werden, beispielsweise »Ich bekomme im Winter immer eine Grippe« oder auch »Mit zunehmendem Alter lege ich an Gewicht zu.«

Auch mich hat es erwischt.

Mir wurde als Kind und Jugendlicher immer gesagt, ich könne essen, was ich wolle, aber wenn ich erst einmal die 30 überschritten hätte, müsste ich aufpassen, weil ich dann dick werden könnte. Und oh Wunder, schon wenige Wochen nach meinem 30. Geburtstag nahm ich zu, obwohl ich mich genauso ernährte und ebenso viel Sport machte wie vorher. Irgendwann wurde mir klar, dass ich wohl eine Überzeugung bezüglich meines Körpers übernommen hatte, die besagt, ich würde mit zunehmendem Alter an Gewicht zulegen. Also gab ich mir größte Mühe, meinen Geist und nicht meinen Körper zu verändern.

Um die ungesunde Körperüberzeugung zu widerlegen, nahm ich mir vor, darauf zu achten, welche meiner Bekannten und Freunde über 30 waren und *nicht* zugenommen hatten. So konnte ich mich von dieser ungesunden Überzeugung befreien, denn jetzt hatte mein Geist jede Menge Beweise dafür, dass es möglich, ja sogar normal ist, mit zunehmendem Alter schlank zu bleiben. Innerhalb weniger Wochen hatte ich wieder mein Normalgewicht erreicht und konnte weiterhin essen, worauf ich Lust hatte.

Überzeugungen, die den Körper durch Stress aus der Balance bringen.

Die andere Art von Überzeugungen, die ich bei Menschen mit körperlichen Beschwerden beobachten konnte, nenne ich Stressüberzeugungen – das sind Überzeugungen, durch die der Stresspegel in die Höhe steigt und die betroffene Person Besorgnis und Angst im täglichen Leben verspürt.

»Ich bin nicht in Sicherheit. Ich bin ein schlechter Mensch. Es ist meine Schuld. Ich bin nicht gut genug. Ich fühle mich im

Stich gelassen.« Das sind nur ein paar Beispiele für solche Überzeugungen. Außer weiteren ungesunden Nebeneffekten können solche Überzeugungen den Geist auch dazu bringen, das Leben ständig nach potenziellen Bedrohungen zu durchforsten, wodurch für den Körper der Kampf-oder-Flucht-Überlebensmodus zum Dauerzustand wird, was wiederum die Wahrscheinlichkeit erhöht, an körperlichen Problemen zu erkranken.

Darf ich vorstellen …
… Ros, die unter Bauchschmerzen litt:

»Jahrelang wurde ich von einer Krankenhausabteilung in die nächste überwiesen, aber niemand konnte anscheinend die Ursache für meine Bauchschmerzen herausfinden, bis ich mit Sandys Hilfe die tatsächliche emotionale Wurzel des Problems aufdeckte und die Schmerzen, die mir das Leben seit Jahren zur Hölle gemacht hatten, verschwanden, ebenso wie alle weiteren damit zusammenhängenden physischen und emotionalen Probleme. Anfangs wartete ich so halb darauf, dass sie wieder auftauchen würden, aber seitdem sind zwei Jahre vergangen, und ich fühle mich immer noch großartig!«

Ros ist ein perfektes Beispiel dafür, wie schnell der Körper heilen kann, sobald man ungesunde Überzeugungen ändert. Sie war insgeheim davon überzeugt, sie wäre im Stich gelassen worden. Wie wir herausfanden, entstand diese Überzeugung im Alter von vier Jahren, als sie aus dem Kindergarten entwischt und nach Hause gelaufen war, das Haus aber leer vorgefunden hatte. Sie hatte gedacht, sie wäre im Stich gelassen worden, was intensive negative Emotionen hervorgerufen hatte, die ihren Körper unter Stress gesetzt und zu chronischen körperlichen Schmerzen geführt hatten.

Durch veränderte Überzeugungen kann sich auch Ihr Körper verändern.

In Wahrheit wurde sie nicht im Stich gelassen; sie selbst war ja aus dem Kindergarten weggelaufen, ohne jemandem Bescheid zu sagen! Doch ihre Überzeugung, verlassen worden zu sein, reichte aus, um ihr jahrelang gesundheitliche Probleme zu bescheren! Als sie sich daran erinnerte, wie ihre Mutter ein paar Minuten später nach Hause gekommen und sie gar nicht im Stich gelassen worden, sondern vielmehr selbst davongerannt war, wurde die negative Emotion beseitigt, und auch der physische Schmerz verschwand.

Top-Tipp: Sich mit seinen Überzeugungen anfreunden

Ihr Geist will beweisen, dass Ihre Überzeugungen stimmen. Wenn Sie beispielsweise davon überzeugt sind, Sie wären verlassen worden, dann wird Ihr Geist Sie nach besten Kräften dabei unterstützen, immer wieder verlassen zu werden! Und wenn Sie glauben, das Leben sei hart, dann wird Ihr Leben tatsächlich schwierig sein. Oder meinen Sie womöglich, Sie wären nicht sicher? Dann wird Ihr Geist Ihnen helfen, Beweise dafür zu finden, dass Sie in Gefahr sind, nicht weil Ihr Geist gegen Sie ist, sondern ganz im Gegenteil weil er Ihnen helfen will, recht zu haben!

Detox für den Geist kann Ihnen helfen, ungesunde Überzeugungen, die Ihrer Gesundheit, Ihrem Wohlstand und dem Glück im Wege stehen, aufzudecken und aufzulösen. Doch damit Sie sich Ihre Selbstheilungsfähigkeiten zunutze machen können, müssen Sie sich mit Ihren Überzeugungen anfreunden und dafür sorgen, dass sie zu Ihren Gunsten arbeiten.

Um die Überzeugungen aufdecken zu können, die Einfluss auf Ihren Körper nehmen, ist es sehr nützlich, die symbolische Sprache kennenzulernen, über die der Körper mit dem Geist kommuniziert. Denn dann können Sie folgendes Geheimnis erkennen:

Geheimnis Nummer 3: Ihr Körper ist nicht gegen Sie.

Symptome, die oft als physische Probleme betrachtet werden, können der gelungenste Versuch des Körpers sein, am Leben zu bleiben.

Das höchste Ziel des menschlichen Körpers ist das Überleben. Er bricht nicht einfach zusammen oder wird »krank« *ohne einen guten Grund*, sondern tut ständig alles, was in seiner Macht steht, um sich an die inneren und äußeren Bedingungen des alltäglichen Lebens anzupassen und sie zu überleben, und zwar weil der Körper die Befehle des Geistes befolgt. Insbesondere sind die einzelnen Zellen, die den Körper ausmachen, so intelligent, dass sie sich ständig an das Umfeld anpassen, in dem sie, wie sie *meinen*, existieren.

An das chemische Klima anpassen

Und so funktioniert es: Ihr Geist interpretiert alles, was im Außen geschieht; daraufhin setzt das Gehirn chemische Botenstoffe Ihrer Gedanken (Neuropeptide) ins Blut frei. Das sagt den Zellen, wie sie sich anpassen müssen, um am besten in der wahrgenommenen Umgebung überleben zu können. So wie Sie einen Regenmantel anziehen, um sich an Regenwetter anzupassen, passen sich die einzelnen Zellen an ihr chemisches Klima und die verschiedenen chemischen Botenstoffe an, mit denen sie tagtäglich überschwemmt werden. Ihr Geist-Körper steht jetzt in Kommunikation. Die Millionen Zellen, die Ihren Körper bilden, hören auf Ihren Geist und reagieren entsprechend. Wenn Sie also beispielsweise verliebt sind, dann erlebt Ihr Herz im wahrsten Sinn des Wortes Liebe.

Wenn Sie das Gefühl haben, nicht unterstützt zu werden, macht sich das physisch in Ihren Knien bemerkbar. Und wenn Sie Angst haben, ist Ihr gesamter Körper physisch in höchster Alarmbereitschaft, und die Kampf-oder-Flucht-Reaktion macht Überstunden. Oft stehen physische Symptome symbolisch für geistige Probleme; der Körper erfüllt seine Aufgabe als Sprachrohr des Geistes ganz wunderbar.

Zur Erinnerung

Erinnern Sie sich noch an Alistair, der unter übermäßigem Schwitzen litt? Wie wir in unseren Sitzungen herausfanden, war dieser Schweiß, in seinen eigenen Worten, »Wut, die innerlich hochkochte«. Als er diese unterdrückte Wut losließ, hörte der Körper auf, so stark zu schwitzen. Oder Ian, dessen Verstopfung darauf zurückzuführen war, dass sein Körper nach einem »Unfall« im Kindesalter meinte, der Gang zur Toilette wäre nicht sicher, und versuchte, ihm durch die Verstopfung zu helfen! Und es gibt noch viele weitere Beispiele:

Darf ich vorstellen …

… Anna, die Schuppenflechte hatte:

»Seit über 25 Jahren waren meine Beine vollständig mit Schuppenflechte bedeckt. Wie ich mit Hilfe von Sandys Methode herausfand, wollte mein Körper mich auf diese Weise vor einer Reihe von äußeren Bedrohungen schützen, unter anderem den Schikanen, denen ich als Teenager ausgesetzt war. Innerhalb weniger Wochen, nachdem die Ängste, die damit zu tun hatten, geheilt worden waren, war die Haut an meinen Beinen wieder normal.«

… Julie, die unter Gehörverlust litt:

»Vor ungefähr 18 Monaten wurde bei mir die sogenannte Menière-Krankheit diagnostiziert, bei der sich im Innenohr zu viel Flüssigkeit ansammelt, was zu schweren Schwindelanfällen, Erbrechen, Tinnitus und einer Verschlechterung des Gehörs, in vielen Fällen sogar zu permanentem Gehhörverlust führt. Rechts litt ich inzwischen unter mittel- bis schwergradigem Gehörverlust. Ich hatte mir ein Hörgerät anpassen lassen müssen.

Dann nahm ich am Mind Detox Method-Anwender-Training mit Sandy in Australien teil. Im Laufe des Kurses führte Sandy mit mir eine Demo-Sitzung durch; dabei kam mir die Erinnerung an die Scheidung meiner Eltern hoch, als ich sechs Jahre alt war. Damals hatte ich große Angst, weil ich nicht wusste, wie es weitergehen würde, und fühlte mich ungeliebt. Mit Sandys Hilfe erkannte ich, dass das Leben weiterging und ich geliebt wurde.

Nach dieser Sitzung vergaß ich, mein Hörgerät zu tragen, und dachte erst wieder daran, als ich am darauf folgenden Wochenende bei Sandy einen Meditationskurs mitmachte und ein Gespräch mithören konnte, das am anderen Ende des Raums geführt wurde. Zuerst dachte ich, ich hätte mich getäuscht, denn normalerweise konnte ich auch mit Hörgerät kein Gespräch auf so große Entfernung hören. Doch an diesem Abend steckte ich meinen Kopfhörer zunächst ins rechte Ohr und konnte hören! Normalerweise war der Klang ziemlich gedämpft, doch dieses Mal konnte ich laut und deutlich hören! Mein Gehör war wieder in Ordnung, und die Menière-Krankheit ist meinem Gefühl nach auch weg! Was ich also vielleicht am meisten hören musste, war, dass ich geliebt werde! Vielen Dank, Sandy, jetzt kann ich hören, dass ich geliebt werde, und vieles andere auch. Ich bin auf ewig dankbar.«

…. und Sandra, die zwanzig Jahre lang unter Menstruationsbeschwerden litt:

»Schon als Teenager hatte ich jeden Monat schlimme Krämpfe. Ich dachte, ich müsste einfach gute Miene zum bösen Spiel machen … bis ich von der Mind Detox-Methode erfuhr. Wir stießen damit auf ein Ereignis in meiner Vergangenheit, das mit dem Verlust eines geliebten Menschen zu tun hatte. Als ich den Widerstand gegen das Loslassen dieser Person aufgab, spürte ich, wie sich mein Körper umgehend entspannte. Seitdem sind die Menstruationsbeschwerden so gut wie weg.«
Sandra sträubte sich gegen den Verlust eines geliebten Menschen, und ihr Körper sträubte sich Monat für Monat gegen das Loslassen – was sich physisch in Menstruationsbeschwerden

manifestierte. An diesen Beispielen aus dem wahren Leben wird ersichtlich, dass der menschliche Körper sich ständig anpasst, um angesichts des mentalen Klimas zu überleben. Durch Veränderung des Geistes hin zum Guten kann der Körper sich auf natürliche Weise erneut verändern, doch dieses Mal indem er eher so funktioniert, wie es wünschenswert ist.

Gefällt Ihnen dieses Buch?

Der Körper reagiert von Natur aus tendenziell positiv auf positive Botschaften; und so kann sich allein das Lesen eines Buches wie diesem wunderbarerweise positiv auf Ihre Gesundheit auswirken. Ist das nicht erstaunlich?

Jetzt wollen wir einmal nachforschen: Wie der Körper für Ihren Geist spricht.

Wie spricht Ihr Körper wohl durch Ihre derzeitige körperliche Verfassung für Ihren Geist? Vergessen Sie für den Moment einmal alle medizinischen Bezeichnungen, mit denen man Ihre Beschwerden erklärt hat, und erforschen Sie Ihre körperliche Verfassung einmal aus einer neuen Perspektive. Dabei erweisen sich die folgenden Fragen als sehr nützlich:

- Was geschieht in meinem Körper, das heißt, was macht mein Körper eigentlich gerade?
- Inwiefern könnten meine physischen Beschwerden ein Versuch meines Körpers sein, sich anzupassen, in Sicherheit zu bringen und/oder meine gegenwärtigen oder früheren Lebensumstände zu überleben?

- Falls die körperliche Verfassung einen Versuch darstellt, mir eine symbolische Botschaft zu schicken, was könnte diese Botschaft besagen?
- Falls die körperliche Verfassung für eine negative Emotion steht, um welche Emotion könnte es sich handeln?
- Inwiefern könnte mein Körper ein Spiegelbild meines Lebens sein?
- Wenn ich überlege, was in meinem Leben so passiert ist, inwiefern könnte mein Körper heute physisch meine Vergangenheit manifestieren?
- Was geschah in meinem Leben etwa 12 bis 18 Monate, bevor ich die physischen Beschwerden das erste Mal bemerkt habe? Was geschah Schlimmes? Was geschah Gutes? Welche problematische Situation wurde aufgelöst?

Diese Sensibilisierungsübung gibt Ihnen die Chance zu erforschen, ob Ihre körperlichen Beschwerden vielleicht auf mentale Ursachen zurückzuführen sind. Wenn Sie Ihrer Meinung nach eine solche potenzielle Ursache gefunden haben, dann kann Ihnen das Weiterlesen hoffentlich helfen, positive Schritte in Richtung Selbstheilung zu unternehmen.

Geheimnis Nummer 4: Widerstand schadet Ihrer Gesundheit.

Widerstand gegen das Leben ist die letztendliche Ursache fast aller Schmerzen, negativen Emotionen und schädlicher Formen von Stress.

Die Folge ständigen Widerstands

Kurzzeitig kann Stress eigentlich sogar das Immunsystem stärken und die Anzahl an krebsbekämpfenden Molekülen ansteigen lassen; doch Dauerstress ist eine ganz andere Geschichte. Dadurch schaltet der Körper nämlich irgendwann die langfristig angelegten Aufbau- und Reparaturprozesse ab; der Alterungsprozess dagegen wird beschleunigt und das Immunsystem geschwächt. Doch das ist noch nicht alles. Wie zahlreiche wissenschaftliche Untersuchungen ergeben haben, begünstigen negative Emotionen den Ausbruch von Krankheiten wie Arthritis, Diabetes, Herzerkrankungen, Krebs und anderer Erkrankungen.

Laut Aussagen der Stanford University Medical School, der Centers for Disease Control & Prevention in Atlanta (CDC) und vieler anderer Gesundheitsexperten ist Stress die Hauptursache für gesundheitliche Probleme weltweit. Was wiederum eine sehr einfache Selbstheilungsstrategie nahelegt:

Um die Gesundheit zu verbessern, müssen wir den Stress reduzieren.

Die Grundursache von Stress

Meiner Meinung nach sind jedoch weder der Stress noch die negativen Emotionen die *letztendliche Ursache* vieler physischer und emotionaler Probleme; vielmehr ist das Problem der Widerstand der betroffenen Person gegen das Leben. Widerstand verursacht nicht nur körperlichen Stress, sondern trägt auch entscheidend zu negativen Emotionen bei.

Ein Gefühl von Wut, Traurigkeit, Angst, Schuld oder Kummer können Sie nur dann erfahren, wenn Sie gegen etwas in Ihrer Vergangenheit, Gegenwart oder Zukunft Widerstand leisten. Wut oder Trauer haben dabei meist etwas mit dem Widerstand gegen Vergangenes zu tun, Furcht und Angst dagegen eher mit etwas Schlimmem, das potenziell in der Zukunft geschehen könnte. Egal, um welche Emotion es sich handelt, ist Widerstand die zugrunde liegende Ursache.

Die Tatsache, dass die meisten Menschen lieber keine negativen Emotionen verspüren möchten, und somit nicht nur dem Leben, sondern auch ihren Emotionen Widerstand entgegensetzen, macht es für den Körper nur noch schlimmer! Wie ich schon oft erlebt habe, entsteht daraus ein niemals endender Teufelskreis: Der Mensch sträubt sich immer mehr und setzt seinen Körper dadurch einem immer höheren Stresspegel aus. Kein Wunder, dass dieser sich steigernde Stress irgendwann zu einer körperlichen Erkrankung führt!

Doch glücklicherweise sind es nie die Lebensumstände, die den Stress oder schlechte Gefühle hervorrufen, sondern Ihr Widerstand gegen diese Geschehnisse. Und das bedeutet letztendlich: Sie haben eine Wahl. Wenn Sie lernen, den Widerstand loszulassen, können Sie den Stress und ständige negative Emotionen drastisch reduzieren und sie umgehend durch Gefühle inneren Friedens, der Dankbarkeit und Zufriedenheit ersetzen – und das sind zufällig genau die Emotionen, die, wie man herausgefunden hat, den Heilungsprozess unterstützen.

Von Problemen zum Frieden

Fast alle meine Therapie-Klienten sind gegen irgendetwas im Widerstand. Sonst gäbe es für sie auch keinen Grund, mit mir zu arbeiten, denn es wäre alles in Ordnung! Mit Hilfe der Mind Detox-Methode habe ich ihnen geholfen, die Punkte in ihrem Leben zu finden, an denen sie Widerstand leisteten, und den

Widerstand aufzugeben und stattdessen Akzeptanz zu üben. Wenn Sie die fast unmerklichen, oft gut verborgenen Widerstände in Ihrem Leben aufdecken, vom Widerstand zu Akzeptanz wechseln, können Sie den Stress im Körper erheblich reduzieren. Je weniger Stress, desto mehr Heilung kann und wird auch stattfinden, ganz zu schweigen von den verstärkten Gefühlen des Friedens, der Zufriedenheit und des Glücks, die Sie empfinden werden.

Und wenn etwas Schlimmes passiert?

Akzeptieren Sie das dann einfach? In gewisser Weise ja, aber Akzeptanz heißt nicht, dass Sie nichts daran ändern können, sondern nur, dass Sie sich keinen unnötigen Stress und Leidensdruck machen, während Sie daran gehen, das, was für Sie nicht akzeptabel ist, zu verändern. Durch weniger Stress und weniger negative Emotionen erleben Sie mehr inneren Frieden, geistige Klarheit und Zuversicht. Von dieser friedlicheren und intuitiven Perspektive ausgehend werden Sie zu einer sehr starken, leistungsfähigen und effektiven Person. Sie sind in der Lage, sich dafür zu entscheiden, Ihre Umstände zu verändern. Wenn Sie die Dinge akzeptiert haben, können Sie Veränderungen angehen, ohne sich mit negativen Emotionen herumschlagen zu müssen, um Ihre Entscheidungen oder Ihr Vorgehen zu rechtfertigen. Sie entscheiden sich einfach dafür, dass etwas anderes passiert, und heißen das, was als Nächstes geschieht, willkommen.

Eine Frage, die Ihr Leben verändert

Wenn Sie also derzeit physische Beschwerden haben oder oft negative Emotionen wie Wut, Traurigkeit, Angst oder Einsamkeit verspüren, dann müssen Sie sich eine sehr wichtige Frage stellen:

Gegen was in meinem Leben leiste ich Widerstand?

Noch tiefer forschen können Sie mit folgenden Fragen:

- Sträube ich mich dagegen, wie ich von einem Familienmitglied, Freund oder Kollegen behandelt worden bin?
- Sträube ich mich gegen meinen Job, meinen Kontostand oder einen anderen Aspekt meines Lebens?
- Sträube ich mich gegen meinen physischen Gesundheitszustand?
- Hätten bestimmte Dinge in meinem Leben sich anders entwickeln sollen?
- Fühle ich mich immer noch schlecht, wenn ich an Geschehnisse aus meiner Vergangenheit denke?
- Fühle ich mich in bestimmten Bereichen meines Lebens unzufrieden?

Die Antworten auf diese Fragen können Ihnen aufzeigen, in welchen Bereichen Ihres Lebens Sie eventuell im Widerstand sind. Wie gesagt: Widerstand ist Stress für den Körper, und der Körper heilt am besten, wenn er in Ruhe gelassen wird. Widerstand führt auch zu negativen Emotionen; Frieden entsteht also, wenn Sie lernen, dem Leben weniger Widerstand entgegenzusetzen. Achten Sie ganz genau darauf, wogegen Sie sich sträuben, und schreiben Sie sich Ihre Erkenntnisse dazu in einem Notizbuch auf; so können Sie diese Widerstände hinter sich lassen – für bessere Gesundheit, mehr Seelenfrieden und Glück.

Geheimnis Nummer 5: Die verborgenen Grundursachen beheben

Meist liegt die Ursache für solche Widerstände in den verborgenen Regionen des Geistes begraben. Den Widerstand gegen das Leben aufzugeben ist deshalb möglicherweise nicht so einfach – außer Sie wissen wie.

Geheimnis Nummer 4 hat aufgedeckt, inwiefern Widerstand oft die *letztendliche Ursache* körperlicher Probleme ist. Man muss aber auch anerkennen, dass hinter solchen Widerständen oft keine Absicht steht, sondern größtenteils die nicht so leicht bemerkbaren, verborgenen Teile des Geistes dahinterstecken. Die meisten meiner Klienten sind sich darüber im Klaren, welche oberflächlichen Folgen solche Widerstände haben, also dass sie wegen der Vergangenheit traurig sind, sich um die Zukunft Sorgen machen oder die Gegenwart sie unter Stress setzt; doch die zugrunde liegenden Gründe für diese Gefühle sind ihnen nicht bewusst.

Licht ins Dunkel des verborgenen Geistes bringen

Stimmen Sie sich auf Ihren Geist ein und bemerken Sie zunächst einmal Ihre Gedanken. Diejenigen, die Sie »hören« können, haben es in Ihre bewusste Wahrnehmung geschafft; sie existieren im sogenannten bewussten Geist oder Bewusstsein. Der Geist verfügt allerdings auch über eine Ebene, die unterhalb der Oberfläche des Bewusstseins, im »Unbewussten« funktioniert, die Sie also nicht bewusst wahrnehmen.

Das Unbewusste arbeitet unermüdlich hinter den Kulissen und vollbringt erstaunliche Leistungen, die Sie gar nicht bewusst mitbekommen müssen. Es verwaltet Ihre Erinnerungen, erzeugt Ihre Emotionen, ist die Triebfeder hinter Ihren Verhaltensweisen und ist maßgeblich an der Heilung Ihres Körpers beteiligt. Ihr Verständnis der Funktionsweise Ihres Unbewussten und insbesondere seines Einflusses auf Ihren Widerstand gegen das Leben und Ihre negativen Emotionen ist sehr wichtig, um die Heilung des Körpers zu unterstützen.

Die subtile Ursache des Widerstands aufdecken

Kennen Sie das auch? Das gleiche Ereignis, ob es nun darum geht, eine Präsentation zu halten oder ob das Flugzeug Verspätung hat, wirkt sich auf zwei verschiedene Menschen ganz unterschiedlich aus: Die eine Person regt sich ganz furchtbar auf und ist total gestresst, während es die andere ganz locker nimmt. Wir reagieren unterschiedlich auf genau die gleichen Umstände, weil wir alle unsere ganz persönliche Version der Realität haben.

Ihre Version der Realität ist das Ergebnis Ihrer ganz persönlichen unbewussten Filter.

Und so funktioniert es: Sie sammeln Informationen über Ihr äußeres Umfeld über Ihre fünf Sinne. Wenn diese Informationen im Gehirn ankommen, sind das einfach Rohdaten ohne Bedeutung – nur Licht, das sich im Augenhintergrund spiegelt und Bilder erzeugt, sowie Schwingungen, die das Trommelfell in Bewegung versetzen und Klänge produzieren.
Das Unbewusste nimmt sich dann diese Rohdaten vor und verleiht diesen Informationen eine Bedeutung. Es stützt sich dabei auf Ihre inneren Filter, unter anderem Sprache, Über-

zeugungen, Werte, frühere Entscheidungen, Erinnerungen, wichtige emotionale Erlebnisse und einige mehr. Durch diesen unbewussten Prozess werden die Daten gelöscht, verdreht und verallgemeinert; so entsteht Ihre ganz persönliche, einmalige Version der Realität – einmalig deshalb, weil Ihre inneren Filter einmalig sind. Um die Heilung Ihres Körpers durch Stressreduktion zu unterstützen, müssen Sie also diejenigen Filter verändern, die Sie dazu bringen, bestimmten Lebensumständen Widerstand entgegenzusetzen.

Die wahre Grundursache aufdecken

Der Filter, der sich bei Weitem am stärksten auf Gesundheit, Wohlstand und Glück auswirkt, besteht aus den Überzeugungen; sie wirken heimlich, still und leise hinter den Kulissen, rechtfertigen die Emotionen, die Sie in verschiedenen Lebensumständen empfinden. Überzeugungen existieren in den eher subtilen, unbewussten Bereichen des Geistes, wodurch sie manchmal schwer aufzuspüren und zu beheben sind – außer Sie wissen wie! Dabei hilft Ihnen die Methode, die Sie in Teil Zwei erlernen; mit ihrer Hilfe können Sie das sogenannte ursächliche Ereignis herausfinden (Root-Cause Event, RCE).

Es ist das ausschlaggebende emotionale Ereignis in Ihrem Leben, das höchstwahrscheinlich zu Ihrer ungesunden Überzeugung geführt hat. Um die ungesunde Überzeugung aufzudecken, gehen wir dann daran, die Grundursache (Root-Cause Reason, RCR) zu finden; das ist ein kurzer Satz, der auch die Emotion(en) beinhaltet, die Sie zu diesem Zeitpunkt verspürten, sowie die Gründe dafür, warum das ursächliche Ereignis Ihnen diese Gefühle vermittelte. Ist das soweit sinvoll für Sie? Okay, dann geht es weiter.

Um die Grundursache aufzudecken, müssen Sie verstehen, dass es bei Ihrem Problem nie darum geht, *was* passiert ist, sondern *warum* es passiert ist; das ist das *wahre* Problem. Oder anders gesagt: Es geht um die Bedeutung, die Sie dem Geschehen verliehen, die Emotionen, die Sie daraufhin verspürten, und die Schlussfolgerungen, die Sie daraus zogen (oder bereits gezogen hatten); das entscheidet nämlich darüber, ob etwas für Sie ein Problem darstellt oder nicht.

Deshalb besteht die Grundursache in den meisten Fällen aus einem kurzen Satz, der in wenigen Worten zusammenfasst, *warum* das Geschehene für Sie ein Problem darstellt; normalerweise beinhaltet der Satz eine oder auch mehrere negative Emotionen und den Hauptgrund für dieses gegenwärtige oder vergangene Gefühl.

Hier ein paar Beispiele: *traurig, verängstigt und verletzlich, als Papa wegging; wütend, als man mich für dumm hinstellte; zurückgewiesen, als Mama meinen Bruder mir vorzog; verängstigt, weil Mama so schwach war.*

Der emotionale Dominoeffekt

Vergangene Geschehnisse können Sie nicht verändern, aber sehr wohl Ihre Haltung dazu. Um also Ihre Vergangenheit zu heilen, heilen Sie nicht das, *was* passiert ist, sondern den Grund, *warum* das Geschehene für Sie problematisch war. Oder anders ausgedrückt: die Grundursache. Und es gibt sogar noch bessere Neuigkeiten: Wenn Sie Ihr Augenmerk darauf legen, die Grundursache zu heilen bzw. zu beheben, die Ihre ungesunden Überzeugungen rechtfertigt, können Sie mehrere Erinnerungen gleichzeitig heilen.

Finden Sie das Thema, das problembehaftete Erinnerungen miteinander verbindet; dadurch können Sie womöglich in Minutenschnelle den ganzen emotionalen Ballast Ihres Lebens abwerfen!

Angesichts der Funktionsweise des Geistes ist diese Behauptung durchaus berechtigt. Das Unbewusste arbeitet hinter den Kulissen und lässt Sie Menschen, Orte, Geschehnisse und Dinge erkennen, mit denen Sie im Alltag zu tun haben. Fragen Sie sich einmal: »Wo habe ich das schon einmal gesehen / gehört / gerochen / gefühlt / geschmeckt?« Durchforsten Sie dann Ihre Erinnerungen nach ähnlichen Erfahrungen; so ergibt das, was in einem beliebigen Moment passiert, mehr Sinn.

Um sich die Arbeit zu vereinfachen, verknüpft der Geist ähnliche Erinnerungen miteinander, beispielsweise Erinnerungen an dieselbe Person oder denselben Ort. Wenn Sie dann ein spezielles Lied hören, denken Sie vielleicht an einen bestimmten Menschen, an einen Ort oder ein Ereignis, und bevor Sie sich versehen, schweifen Sie in Erinnerungen ab. Deshalb ist es emotional auch so schwierig, wenn eine Beziehung auseinandergegangen ist: Auf Schritt und Tritt erinnert alles an genau den Menschen, den Sie eigentlich vergessen wollen!

Die gute Nachricht ist: Dank dieser Verknüpfung von Erinnerungen können wir auch vom sogenannten *emotionalen Dominoeffekt* profitieren, wie ich das nenne. Wird die Emotion geklärt, die mit einer Haupterinnerung assoziiert ist (das, was ich das ursächliche Ereignis bzw. Root-Cause Event nenne), können gleichzeitig auch die Emotionen aller damit assoziierten Erinnerungen aufgelöst werden! Auf diese Weise kann eine Riesenmenge an emotionalem Ballast in kürzester Zeit bereinigt werden.

Der Trick beim emotionalen Dominoeffekt besteht darin, den gemeinsamen roten Faden zu finden, der die problematischen Erinnerungen aus der Vergangenheit miteinander verbindet.

Gemeinsame Themen erforschen

Machen Sie sich auf die Suche nach dem Thema/den Themen, die die meisten Ihrer »schlechten« Erinnerungen miteinander verknüpfen. Dasselbe können Sie auch mit Ihren Lebensproblemen machen. Sobald Sie das Thema erkannt haben, sind Sie oft auch schon auf dem besten Weg, Ihre verborgenen ungesunden Überzeugungen aufzudecken und zu heilen. Ein Beispiel: Sie finden heraus, dass Sie immer schnell das Gefühl haben, »verloren«, »isoliert«, »verlassen«, »unerwünscht«, »allein«, »ungeliebt«, »ein Versager«, »im Stich gelassen«, »einsam« oder »schutzlos« etc. zu sein. Aus solchen Themen entsteht oft eine ungesunde Überzeugung, also »ich bin verloren« oder »ich werde nicht geliebt.«

Deshalb konzentrieren Sie sich beim Heilen auf das jeweilige Thema, zum Beispiel »verloren« oder »ungeliebt« zu sein. Wird der Grund geheilt, *warum* Sie überhaupt diese Probleme hatten, dann haben Ihre Probleme gar keine Alternative: Sie müssen ein für alle Mal verschwinden. Das habe ich immer wieder erlebt. Stellen Sie sich das vor!

Geheimnis Nummer 6: Ungesunde Überzeugungen können ganz leicht geheilt werden.

Die Überzeugung, ungesunde Überzeugungen seien nur schwer zu verändern, kann ganz einfach verändert werden!

Überzeugungen spielen für die körperliche Gesundheit und die Lebensqualität eine entscheidende Rolle. Doch immer wenn ich meinen Klienten sage, wir würden eine ihrer ungesunden Überzeugungen verändern, machen sie große Augen, wahrscheinlich auch wegen des Mythos, der besagt, seine Überzeugungen zu verändern sei eine schwierige Sache. Meiner Erfahrung nach stimmt das einfach nicht; in Wirklichkeit bilden wir ständig immer wieder neue Überzeugungen aus.

Was ist in Ihrem Schrank versteckt?

Ganz bestimmt haben auch Sie ein Kleidungsstück im Schrank hängen, welches sie vor Jahren gekauft haben in der *Überzeugung*, Sie sähen damit toll aus. Sie stolzierten damit herum und fühlten sich großartig! Doch inzwischen hat sich Ihr Kleidergeschmack so sehr verändert, dass man Sie dafür bezahlen müsste, damit Sie das Teil noch einmal tragen! Wechselnde Moden sind nur ein Beispiel für Überzeugungen, die sich von Natur aus ganz leicht verändern.

Aus dem Wunsch heraus, meinen Klienten zu helfen, ihre Meinungen und Überzeugungen mühelos zu verändern, versuchte ich, Überzeugungen so darzustellen, dass die Vorstellung, sie zu verändern, schmackhafter war. Inzwischen verwende ich dafür oft das Wort Schlussfolgerungen.

Überzeugungen sind einfach nur Schlussfolgerungen, die Sie an einem bestimmten Punkt Ihres Lebens gezogen haben; sie basieren auf den begrenzten Informationen die Ihnen damals zur Verfügung standen.

Damit die Welt, in die Sie hineingeboren wurden, einen Sinn ergibt, haben Sie Schlussfolgerungen gezogen: über Ihre Persönlichkeit (kontaktfreudig oder schüchtern?), Ihren Geschmack (Vorlieben und Abneigungen), Ihre Fähigkeiten (was Sie können und was nicht), Ihren Selbstwert, ob Sie liebenswert sind etc. Viele dieser Schlussfolgerungen sind Ihnen sehr nützlich (ich denke mal, Sie sind viel mehr Sie selbst, als Sie sich manchmal eingestehen!). Doch manche dieser Schlussfolgerungen haben auch negative Auswirkungen auf Gesundheit, Wohlstand, Beziehungen, Karriere und den Erfolg im Leben. Die gute Nachricht lautet: Falls Sie ein paar weniger nützliche Schlussfolgerungen gezogen haben, gibt es drei gute Gründe dafür, warum sie leicht geändert werden können:

Grund Nummer 1: Überzeugungen sind keine absolute Wahrheit.

Die Wahrheit ist immer wahr. Überzeugungen stimmen nur manchmal, unter bestimmten Umständen, für einige wenige, nur an einigen Orten und zu speziellen Zeiten. Wahrheiten dagegen sind immer wahr, unter allen Umständen, für alle Menschen, jederzeit und überall.

Hier lautet die gute Nachricht: *Alle* Überzeugungen sind nur die relative Wahrheit. Jede Überzeugung, meinetwegen »Geldverdienen ist schwierig«, scheint für Sie zu stimmen, aber garantiert gibt es auf dem Planeten auch jemanden, der genau das Gegenteil glaubt. Welche Überzeugung ist also wahr? Beide! Aber keine ist absolut wahr, sondern nur relativ. Verstehen Sie den Unterschied? Da Überzeugungen nur relativ wahr sind, sind sie nicht festgeschrieben. Sie können verändert werden ... und zwar ganz einfach!

Sie sind nicht Opfer Ihres Glaubenssystems. Sie können es ändern, wenn es für Sie nicht funktioniert – und ich empfehle Ihnen, genau das zu tun, wenn eine Ihrer Glaubensüberzeugungen Ihre Gesundheit, Ihren Wohlstand, Ihren Frieden und Ihr Glück beeinträchtigt.

Grund Nummer 2: Überzeugungen werden von Gefühlen und nicht von Tatsachen geschürt.

Überlegen Sie einmal: Woher wissen Sie, ob etwas für Sie wahr ist? Die meisten Leute würden darauf antworten, weil es sich a) wahr anfühlt und b) sie beweisen können, dass es wahr ist. Das stimmt; allerdings werden Überzeugungen dadurch nicht *absolut* wahr.

Überzeugungen fühlen sich wahr an, und das ist ein Grund dafür, warum Menschen so lange daran glauben, ohne sie infrage zu stellen. Tagtäglich gehen Ihnen jede Menge Gedanken durch den Kopf, die Ihr Leben und Ihren Körper nicht beeinträchtigen. Manche Gedanken fühlen sich wahr an; das sind Ihre Überzeugungen.

Aber raten Sie mal, was passiert, wenn Sie die Emotionen auflösen, die mit ungesunden Überzeugungen assoziiert sind? Genau – sie fühlen sich auf der Stelle weniger wahr an. Und Sie sind nicht mehr ganz so überzeugt davon.

Grund Nummer 3: Überzeugungen basieren auf eingeschränkten Informationen

Erstaunlicherweise haben Sie die meisten Kernüberzeugungen über Sie selbst, andere Menschen und Ihre Umwelt bereits im Alter von sechs Jahren ausgebildet, ein paar weitere bis zum 12. Lebensjahr, und danach kommen nur noch wenige neue dazu. Das heißt: Die Überzeugungen, die Ihnen mit 40 gesundheitliche Probleme bereiten, haben Sie sich womöglich mit vier gebildet (bei vielen meiner Klienten ist das so)!

Je jünger Sie beim Ausbilden dieser Überzeugungen waren, desto unbewusster ging das vor sich und desto weniger Lebenserfahrung hatten Sie. Kein Wunder also, dass ungesunde Überzeugungen nur selten stimmen! Aber natürlich wissen Sie inzwischen viel mehr als damals. Und was noch wichtiger ist: Dank neuer Informationen können Sie jederzeit zu neuen Schlussfolgerungen kommen, wenn Sie das möchten. Wirklich! (In Teil Zwei werden Sie das selbst herausfinden.)

Geheimnis Nummer 7: Präsenz unterstützt die Heilung des Körpers.

Zum Glück müssen wir nicht Zeitreisende werden, um die Vergangenheit oder die Zukunft zu verändern, sondern einfach lernen, mehr in der Gegenwart zu sein.

Wie Sie inzwischen also herausgefunden haben, müssen Sie, um die Heilung Ihres Körpers zu unterstützen, den Widerstand gegen Ihr Leben aufgeben – die Vergangenheit, Gegenwart und Zukunft. Und Sie müssen dem Frieden Priorität einräumen – indem Sie Wut, Traurigkeit, Angst, Schuldgefühle, Kummer und Sorgen sowie alle anderen emotionalen Erfahrungen loslassen, die Sie nach unten ziehen.

Klingt das schwierig? Das muss in Wirklichkeit gar nicht so schwierig sein.

Es fällt Ihnen viel leichter, sich von Widerständen und negativen Emotionen zu befreien, wenn Sie die Vorteile dieses letzten

Geheimnisses kennen und direkt erfahren, welches zufällig vielleicht eines der bestgehüteten Geheimnisse der Geschichte ist. Nämlich dass *dieser* Augenblick der *einzige* Augenblick ist, der existiert, und deshalb auch der einzige reale Moment. Genau dieser eine! Kein anderer. Keine Erinnerung an die Vergangenheit und keine zukünftige Möglichkeit, sondern nur das Jetzt. Leider leben Millionen von Menschen ihr gesamtes Leben, ohne diese einfache Wahrheit zu erkennen. Sie verbringen ihre Tage damit, über ihre Vergangenheit nachzudenken oder im Kopf Zukunftsszenarien vorwegzunehmen, immer und immer wieder. Sie leiden unter unnötigem Stress, schlechter Gesundheit und sind am Kämpfen, einfach weil sie sich im Kopf befinden, über Vergangenheit und Zukunft nachdenken und dabei den gegenwärtigen Moment verpassen.

Der Körper kennt den Unterschied nicht.

Wie inzwischen viele wissenschaftliche Untersuchungen herausgefunden haben, kann der Körper auf der biochemischen Ebene nicht zwischen Ereignissen in der realen Welt und geistigen Fantasien unterscheiden. Wenn Sie also auch nur an eine stressige Situation *denken*, erlebt der Körper dieselben negativen Reaktionen, wie wenn diese Ereignisse *tatsächlich* in Wirklichkeit passieren würden. Das ist wirklich bemerkenswert, nicht wahr? Diese Erkenntnisse haben äußerst wichtige Implikationen in Bezug auf die Selbstheilung, denn sie erklären nicht nur, warum so viele Menschen auf dem Planeten körperliche Beschwerden haben, sondern beweisen auch, wie wichtig es ist, weniger zu denken und präsenter zu sein.

Erleichterung, als mir ein Licht aufging

Ich kann gar nicht sagen, wie erleichtert ich war, als ich erkannte, dass meine Erinnerungen aus der Vergangenheit, egal, wie schlimm oder traurig sie waren, heute nur über meine Fantasie zugänglich sind. Dasselbe galt für meine Ängste vor der Zukunft. Jahrelang hatte ich buchstäblich Angst vor meinem eigenen Schatten, meiner Fantasie. Als ich erst einmal wusste, dass die Vergangenheit lediglich eine eingebildete Geschichte in meinem Kopf war, wurde es viel einfacher, in der Therapie Veränderungen zu bewirken bzw. meine Probleme loszulassen.

Produkt meiner allzu lebhaften Fantasie

Als Kind stahl ich mich eines Abends spät in das Fernsehzimmer und schaute mir den Film *Der weiße Hai* an. Er erschreckte mich zu Tode! Wochenlang danach konnte ich nicht schlafen; ich war davon überzeugt, der große Hai aus dem Film würde sich in meinem Kleiderschrank verstecken, darauf warten, bis ich schlafen ging, und dann herauskommen und mich auffressen! Im Rückblick kann ich beim Gedanken an einen Riesenfisch in meinem Kleiderschrank nur lachen, doch damals fühlte es sich so real an, dass mir, zitternd vor lauter Angst, der Schweiß ausbrach. Meine Eltern erklärten mir, das wäre nicht real, sondern nur Einbildung, aber ich glaubte ihnen nicht, weil es sich so real *anfühlte*. Aber sie sagten die Wahrheit und erteilten mir eine der wichtigsten Lektionen meines Lebens. Inzwischen habe ich herausgefunden, dass meine Probleme hauptsächlich in meinem Kopf existieren, entweder in der vorgestellten Vergangenheit oder der eingebildeten Zukunft, aber höchst selten in der realen Welt *dieses* Augenblicks.

Auch wenn sich die Probleme, die Ihren emotionalen Stress verursachen, real anfühlen mögen, so existieren sie doch eher in der Einbildung als in der Realität.

Bittere Pille?

Ich gebe zu, das ist zunächst schwer zu akzeptieren, vor allem, wenn sich Ihre Probleme real anfühlen und gerade erst aufzutreten scheinen. Doch ich möchte Sie einladen, zum Wohle Ihrer Gesundheit zu erkennen, dass Ihr Stress und Ihre negativen Emotionen größtenteils von allzu vielen Gedanken an die Vergangenheit und die Zukunft verursacht werden.

Darf ich vorstellen …

… Mandy, die seit über 20 Jahren unter den negativen Auswirkungen von Ereignissen aus der Vergangenheit litt:

»Ich besuchte ein Retreat von Sandy, weil ich seit über 22 Jahren unter negativen Emotionen litt, die mit drei Menschen zu tun hatten. Diese Erinnerungen führten zu Gewichtsproblemen, ich war wütend und depressiv. Nach meiner Einzelsitzung mit Sandy hatte ich das Gefühl, eine Last losgeworden und von all dem Schmerz, den ich mit mir herumgetragen hatte, komplett befreit zu sein.«

Im Laufe der Sitzung erkannte Mandy, dass das, was sie heute als Probleme ansah, in Wirklichkeit keine Probleme waren, sondern nur Geschichten ihres Geistes. Innerhalb von Minuten ließ sie 22 Jahre voller Schmerzen los, als sie erkannte, dass ihr ständiges Denken an das, was in der Vergangenheit passiert war, ihr unnötigen Stress verursachte. Nachdem ich ihr gezeigt hatte, wie sie präsenter sein konnte, war sie in der Lage, den Unterschied zwischen Präsenz und den Gedanken über die Vergangenheit im Kopf zu erkennen. Dadurch hatte sie die Wahl, entweder friedvoll im gegenwärtigen Moment zu sein oder in den Schmerz der Geschichten aus der Vergangenheit zu gehen. Und sie war kein Opfer einer Vergangenheit mehr, die sie nicht verändern konnte.

Probleme für immer hinter sich lassen

Durch mehr Präsenz können Sie sich von schädlichem Stress befreien, denn Sie setzen dem Leben weniger Widerstand entgegen. Indem Sie Ihren Geist entwickeln, so dass er zum (friedlichen) Meister und der Körper zum Diener wird, der Körper also dem Geist folgt, halten Sie nicht mehr so sehr an der Vergangenheit fest und kämpfen nicht mehr so sehr gegen das, was eventuell in der Zukunft passiert.

Das natürliche Nebenprodukt eines friedlichen Geistes ist ein entspannter Körper; ein entspannter Körper kann so heilen, wie er es von Natur aus möchte, und dadurch in Balance kommen, so funktionieren, wie er eigentlich sollte, den Alterungsprozess verlangsamen und wahre Vitalität erfahren.

Wenn Sie die ungesunden geistigen Überzeugungen und Urteile loslassen, können Sie das Leben erleben, als wenn nichts verkehrt wäre. Das Leben ist perfekt. Sie sind perfekt. Das Leben ist vollständig. Sie sind vollständig. Das Leben ist nicht zerbrochen, ebenso wenig wie Sie.

Sie finden Ruhe in dem Wissen, dass eine bessere Gesundheit, mehr Seelenfrieden und Glück Ihr Geburtsrecht sind, Ihre natürlichste Art zu sein. Das wird Ihnen zuteil, wenn Sie Ihren Widerstand gegen das Leben aufgeben und Ihre Aufmerksamkeit stattdessen darauf lenken, den Frieden zu genießen, der ganz natürlich entsteht, wenn Sie den gegenwärtigen Moment voll und ganz annehmen.

(Weitere Anleitungen, wie Sie präsenter sein können und weniger über Vergangenheit und Zukunft nachdenken, sind in meinem Buch *THUNK! How to Think Less for Serenity and Success* Findhorn Press, 2012 zu finden.)

Zusammenfassung der sieben Geheimnisse der Selbstheilung

Geheimnis Nummer 1: Ihr Körper ist Ihr Geist.

Im ganzen Körper finden sich Anzeichen des Geistes; es ist also wissenschaftlich korrekt zu sagen, Ihr Körper sei eine physische Manifestation Ihres Geistes. Und deshalb hat Ihr körperliches Wohlbefinden sehr viel mit Ihrem geistigen und emotionalen Wohlbefinden zu tun.

Geheimnis Nummer 2: Ihre Überzeugungen werden zu Ihrem Körper.

Überzeugungen wirken sich auf Ihre Beziehung zu Ihrem Leben aus und damit auch auf den Stress, den Sie erfahren. Ihre Überzeugungen entscheiden auch darüber, welche Botschaften zwischen Geist und Körper hin- und hergeschickt werden, was sich wiederum auf die Körperfunktionen auswirkt.

Geheimnis Nummer 3: Ihr Körper ist nicht gegen Sie.

Symptome, die oft als physische Probleme betrachtet werden, sind in Wirklichkeit der bestmögliche Versuch des Körpers, sich anzupassen, um überleben zu können. Durch eine veränderte Wahrnehmung des Lebens kann sich Ihr Körper erneut anpassen, diesmal so, dass er so funktioniert, wie Sie das möchten.

Geheimnis Nummer 4: Widerstand schadet Ihrer Gesundheit.

Chronischer Stress, verursacht durch chronischen Widerstand, ist eine der Hauptursachen für Probleme. Wenn Sie lernen, dem Leben weniger Widerstand entgegenzusetzen, geben Sie Ihrem Körper mehr Heilungschancen an die Hand.

Geheimnis Nummer 5: Die verborgenen Grundursachen beheben.

Sie können die Heilung Ihres Körpers unterstützen, indem Sie Ihre unbewussten ungesunden Überzeugungen verändern; dadurch werfen Sie aufgestauten emotionalen Ballast ab, verändern nutzlose Verhaltensweisen und steigern Ihr Wohlbefinden.

Geheimnis Nummer 6: Ungesunde Überzeugungen können ganz leicht geheilt werden.

Dass Überzeugungen schwer zu heilen sind, ist ein Mythos. Überzeugungen können verändert werden, denn sie sind nie die absolute Wahrheit, werden von Gefühlen und nicht von Tatsachen getrieben und basieren auf beschränkten und oftmals auch falschen Informationen. Durch neue Erkenntnisse können Sie jederzeit neue Schlussfolgerungen ziehen, wenn Sie das wollen.

Geheimnis Nummer 7: Präsenz unterstützt die Heilung des Körpers.

Das Nachdenken über die Vergangenheit und die Zukunft verursacht viel Stress. Wenn Sie präsent sind, haben Sie Ihren Geist hinter sich gelassen und ruhen in dem ruhigen, bewussten Gewahrsein, welches Ihr wahres Selbst ist. Darauf gehen wir in Teil Drei näher ein. Wenn der Geist zur Ruhe kommt, heilt der Körper. Dadurch kommen Sie ganz natürlich in den Genuss von besserer Gesundheit, mehr Seelenfrieden und Glück. Jetzt kennen Sie also meine Geheimnisse der Selbstheilung und sind bereit dafür, die Methode selbst zu erfahren. Jetzt ist die Zeit gekommen, etwaige verborgene ungesunde Überzeugungen aufzudecken, die Ihre Gesundheit und Ihr Glück beeinträchtigen, und sich von ihnen zu befreien – für immer!

TEIL ZWEI

Die verborgene Ursache aufdecken

ENTDECKEN SIE DIE UNGESUNDEN ÜBERZEUGUNGEN, DIE ZU
PHYSISCHEN, EMOTIONALEN UND LEBENSPROBLEMEN FÜHREN.

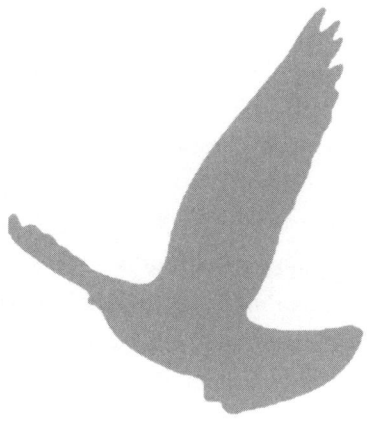

Meine dringenden Empfehlungen lauten:

Gut vorbereiten

Lesen Sie die Kapitel 3, 4, 5 und 6, bevor Sie meine Methode auf ein Problem anwenden. Bitte wenden Sie diese Methode nicht ohne Begleitung durch einen ausgebildeten Mind Detox-Anwender an sich selbst an, falls Sie meinen, Sie könnten dadurch eventuell ein Ereignis in Ihrer Vergangenheit aufdecken, welches Sie nicht alleine bearbeiten wollen. Im Zweifelsfall finden Sie auf meiner Website (*www.minddetox.com*) unter den Praxisadressen einen ausgebildeten und qualifizierten Anwender in Ihrer Nähe. Internationale Sitzungen können auch über Skype abgehalten werden.

Kein Problem?

Haben Sie derzeit keinerlei physischen, emotionalen oder Lebensprobleme? Dann schauen Sie sich die Liste mit den 20 häufigsten ungesunden Überzeugungen im Anhang 2 an (Seite 167), um herauszufinden, ob Sie nicht doch Überzeugungen hegen, die Ihnen in Zukunft Probleme bereiten könnten. Wenn sich für Sie keine dieser ungesunden Überzeugungen richtig anfühlt – toll! Überprüfen Sie mit dem Tool »Meine Schlussfolgerungen« im Anhang, ob Sie Überzeugungen haben, die für Sie nicht funktionieren, finden Sie anhand der Methode heraus, wann Sie diese nutzlose Überzeugung ausgebildet haben, und verändern Sie diese dann ein für alle Mal.

Kapitel Drei

Zehn vorbereitende Schritte für bestmögliche Ergebnisse

Bereiten Sie sich auf echte Ergebnisse vor!

Genauso wichtig wie die Methode selbst ist Ihre Befindlichkeit, wenn Sie diese Arbeit machen. Es kann heikel sein, die Mind Detox-Methode anzuwenden, wenn Sie nicht in der richtigen geistigen Verfassung sind. Ich empfehle Ihnen, sich mit den folgenden zehn Schritten entsprechend vorzubereiten.

Schritt Nummer 1: Seien Sie ohne Vorbehalte.

Wahrscheinlich haben Sie schon andere »Gesundheitsbücher« gelesen und versuchen nicht das erste Mal, Ihre physische Gesundheit, emotionale oder Lebensprobleme zu heilen. Fast alle meine Klienten haben schon andere Methoden ausprobiert und wurden teilweise enttäuscht. Doch egal, was in der Vergangenheit passiert ist: Sie müssen mit offenen Augen und einem aufgeschlossenen Geist an die Arbeit gehen und daran glauben, dass dies für Sie funktioniert.

Vertrauen Sie dem Prozess, lassen Sie Ihre Urteile einmal beiseite und wagen Sie den Sprung mit so viel kindlicher Neugierde und Unschuld wie möglich. Lassen Sie bei der Anwendung der in diesem Buch geschilderten Methoden Zweifel außen vor und versuchen Sie nach Kräften, Ihren Erfolg nicht durch Skepsis zu behindern.

Schritt Nummer 2: Seien Sie bereit für Veränderung.
Auch wenn die sogenannte Komfortzone der meisten Menschen
alles andere als komfortabel ist, können einschränkende Überzeugungen, Gesundheitsprobleme und Lebensherausforderun-
gen doch auch zu etwas sehr Vertrautem werden. Vertrautheit
wiederum bringt womöglich ein gewisses Gefühl der Sicherheit
mit sich. Seien Sie sich selbst gegenüber ganz ehrlich, wenn Sie
die nachfolgenden Fragen überdenken:

- Sind Sie bereit, eine Linie auf dem Boden zu ziehen und
  in womöglich unbekanntes Terrain zu treten?
- Sind Sie bereit, Dinge anders anzugehen?
- Sind Sie bereit, dem Prozess zu vertrauen, auch wenn
  manches davon anfangs vielleicht aussichtslos erscheint?
- Sind Sie bereit, alles Nötige zu tun, um neuen, gesünderen
  Gewohnheiten mehr Dynamik und Schwung zu verleihen?

Lautet die Antwort auf all diese Fragen »Ja«, dann lesen Sie das
richtige Buch.

Schritt Nummer 3: Schauen Sie hinter Ihre Geschichte.
Manchmal sind wir so nah an unserem Leben dran, dass wir
den Wald vor lauter Bäumen nicht sehen. Oder anders ausgedrückt: Wir sind so in unsere persönlichen Geschichten verwi-
ckelt, dass wir gar nicht wissen, woran wir eigentlich arbeiten
müssen. Zu Beginn einer jeden Mind Detox-Sitzung gebe ich
meinen Klienten Zeit und Raum, um ihre Geschichte zu erzäh-
len, das, was sie an dem, was in ihrem Leben passiert, als recht
und unrecht betrachten.

Doch, ohne unhöflich klingen zu wollen, muss ich sagen: Ich höre der Geschichte gar nicht wirklich zu! Vielmehr höre ich auf das, was *hinter* den Worten steht, so dass ich klarer mitteilen kann, woran wir eigentlich arbeiten müssen. Dabei erinnere ich mich an die Worte ...

Das Leben gibt Ihnen entweder die gewünschten Ergebnisse oder die Gründe dafür, warum Sie das Gewünschte nicht bekommen.

Mind Detox deckt die Gründe dafür auf, warum Sie das Gewünschte nicht bekommen haben – Gründe wie schlechte Gesundheit, negative Emotionen und unnütze Gewohnheiten.

Dabei gilt es sich zu fragen: Was möchten Sie loslassen? Möchten Sie ...

- ein gesundheitliches Problem beheben?
- sich von emotionalem Ballast befreien (u. a. Wut, Traurigkeit, Angst, Schuldgefühle, Verletzungen, Kummer und Sorgen)?
- keine negativen Lebenssituationen mehr kreieren?
- oder an etwas anderem arbeiten?

Schreiben Sie jetzt Ihre Gründe unter diesen Hauptkategorien auf.

Schritt Nummer 4: Machen Sie sich klar, welche Ergebnisse Sie erzielen möchten.

Damit Sie das Gewünschte erreichen, müssen Sie unbedingt mit einer klaren positiven Intention beginnen. Machen Sie es nicht zu kompliziert und kategorisieren Sie Ihre gewünschten Ergebnisse unter zwei Überschriften: Befindlichkeiten und Resultate. Erstrebenswerte Befindlichkeiten, auf die Sie sich konzentrieren können, sind zum Beispiel:

- Glück
- Frieden
- Liebe
- Vertrauen
- Zufriedenheit

Das Tolle daran ist, dass die »Zutaten« für jegliches gewünschte Befinden bereits in Ihnen vorhanden sind, das heißt, es dauert also womöglich gar nicht lange, bis Sie das Gewünschte genießen können. (Lesen Sie auch meine Top-Tipps über das Entwickeln solcher Befindlichkeiten.) Resultate zu erzielen dauert dagegen wahrscheinlich eine gewisse Zeit. Möchten Sie einen liebevollen Partner fürs Leben kennenlernen, Ihr eigenes Geschäft aufbauen oder schlanker sein? Hinsichtlich der erwünschten Resultate müssen Sie sich voll darüber im Klaren sein, wie Sie wissen, wann Sie Ihr Ziel erreicht haben. Dadurch haben Sie einen festen Augenblick in der Zukunft, wann Sie wissen, dass die Arbeit erledigt ist.

Schritt Nummer 5: Gehen Sie nicht zu hart mit sich um.

Beim Lesen eines Buches wie dem vorliegenden wird Ihnen womöglich besser bewusst, wie Ihre Gedanken, Emotionen und Ihre Lebensweise sich negativ auf Ihre körperliche Gesundheit auswirken. Dabei müssen Sie sich aber auch über eines im Klaren sein: Sie sind zwar für Ihre Gesundheit, Ihren Wohlstand und Ihr Glück selbst verantwortlich, aber selbst wenn Sie in dieser

Hinsicht einen Mangel erleben, geschieht das nicht mit Absicht und ist nicht Ihr Fehler. Die letztendliche Ursache Ihrer Denkmuster, emotionalen Gewohnheiten und Verhaltensweisen liegt in den eher unbewussten Bereichen des Geistes; Selbstvorwürfe oder Schuldgefühle unterstützen deshalb nicht Ihre körperliche Heilung bzw. helfen Ihnen nicht bei der Lösung Ihrer Lebensprobleme. Ganz im Gegenteil: Gehen Sie nicht zu hart mit sich um, verändern Sie sich ganz behutsam, so gut es geht, zum Positiven, in einem für Sie angenehmen Tempo.

Schritt Nummer 6: Seien Sie das Genie, das Sie bereits sind.

Auch wenn Sie das vielleicht nicht glauben, aber Sie sind ein absolutes Genie! Bei meinen Klienten und bei Retreats achte ich immer darauf, dass ich in den Menschen vor mir das innere Genie erblicke. Für mich kennt jeder dieser Menschen bereits die Antworten auf all die Fragen, die ich ihnen stellen werde (ganz besonders wenn sie meinen, sie wüssten sie nicht!), und ich rechne fest damit, dass sie alle erforderlichen Veränderungen bewirken können.

Es ist wie Zauberei: Wenn ich in der anderen Person das Genie sehe, dann wird es auch für diese Person sichtbar. *Mein* Geist zweifelt nicht an Ihnen und Ihren Fähigkeiten; auch Sie sollten nicht an sich zweifeln.

Schritt Nummer 7: Vollbringen Sie Wunder.

Alles ist möglich. Ich weiß nicht genau, woher ich diese Überzeugung habe, aber wie ich festgestellt habe, ist sie ein wesentlicher Bestandteil für die in diesem Buch vorgestellte Arbeit. Würde ich nicht an die Möglichkeit glauben, dass alles möglich ist, hätte ich wahrscheinlich 95 Prozent der Menschen, mit denen ich erfolgreich arbeitete, weggeschickt. Ich hätte gar nicht erst versucht, dem ersten Klienten mit Hautproblemen oder Verdauungsstörungen oder vermeintlichen Depressionen zu helfen, sondern wäre der einschränkenden Überzeugung angehangen, das seien körperliche Probleme, bei denen mentale therapeutische Arbeit nicht helfen könnte.

Doch zum Glück war ich für die Möglichkeit aufgeschlossen, dass alles möglich ist, und so probierte ich es einfach, um herauszufinden, was passieren würde. Ich lade auch Sie ein, Ihrem wunderbaren Körper und dem weisen Universum zu vertrauen; sie kümmern sich um die Einzelheiten. Sie selbst müssen einfach nur offen sein für Möglichkeiten und optimistisch weitermachen.

Schritt Nummer 8: Zeigen Sie Engagement.

Wollen Sie wirklich gesund werden und / oder im Leben andere Erfahrungen machen? Sind Sie bereit durchzuhalten, bis Sie die erwünschten Ergebnisse erreichen? Für die Menschen, die vollständig genasen oder ihr Leben zum Besseren veränderten, hatte dieses Ziel die höchste Priorität, bis sie es eben geschafft hatten. Durch entsprechendes Engagement werden die erwünschten Ergebnisse zwangsläufig verwirklicht, denn es geht dann nicht mehr hauptsächlich darum, ob Sie es tun, sondern warum Sie das wollen und wie Sie aktiv dazu beitragen können. Ich habe das sicherlich nicht innerhalb eines Tages geschafft und praktiziere die in diesem Buch vorgestellten Techniken auch weiterhin. Entscheiden Sie sich jetzt dazu, alles zu tun, was Sie für den Erfolg tun müssen!

Schritt Nummer 9: Seien Sie auf einen Punkt ausgerichtet.

Ein altes chinesisches Sprichwort besagt:

Wer versucht, einen Fluss auf mehr als einem Boot zu überqueren, wird ganz bestimmt nass.

Ich liebe diesen Ausspruch, denn er fasst perfekt zusammen, warum ausgerichteter Fokus so wichtig ist. Das bedeutet im Wesentlichen zu handeln, ohne zu zögern; dann reagieren Geist, Körper und das Universum am schnellsten. Meiner Erfahrung nach funktioniert die Mind Detox-Methode dann, wenn Sie nicht zu schnell aufgeben. Probieren Sie diese Methode nicht aus, um zu sehen, ob sie funktioniert, sondern praktizieren Sie sie einfach, bis sie funktioniert. Ihr Problem löst sich vielleicht gleich beim ersten Mal auf; aber wahrscheinlich müssen Sie auch mehrere ungesunde Überzeugungen aufdecken und heilen, bis Sie die gewünschten Ergebnisse erzielen. In beiden Fällen sind die Erfolgschancen sehr viel höher, wenn Sie es ausgerichtet und fokussiert angehen.

Schritt Nummer 10: Seien Sie im Hier und Jetzt.

Zu guter Letzt ist es vielleicht am wichtigsten, im Hier und Jetzt zu sein; das müssen Sie im Kopf behalten und üben. Meine Empfehlung lautet: Unmittelbar, bevor Sie mit der Mind Detox-Methode beginnen, sollten Sie so präsent wie möglich werden. Machen Sie den Geist frei vom Tagesgeschehen und widmen Sie Ihre volle Aufmerksamkeit der Ihnen bevorstehenden Aufgabe.

Beim Denken liegt der Fokus auf der Vergangenheit und der

Zukunft. Je nachdem, worum es dabei gerade geht, kommt möglicherweise unabsichtlich das sympathische Nervensystem zum Einsatz; Sie gehen in den Kampf-oder-Flucht-Modus, und das Stammhirn übernimmt die Führung. Dieser Teil des Gehirns kümmert sich hauptsächlich um das Überleben, was zu einem ausgeprägten Schwarz-Weiß-Denken führen kann. Sie schotten sich dabei gegen eher kreative, bewusste Betrachtungsweisen ab – was für diese Art von Veränderungsarbeit natürlich nicht gerade optimal ist.

Ihr Körper-Geist funktioniert besser, wenn das parasympathische Nervensystem in Aktion tritt. Das erleichtert Ihnen die Antworten für das einfache und effektive Arbeiten mit der Mind Detox-Methode. Sie gelangen dadurch in die sogenannte »Wach-Trance«, einen Zustand, in dem Sie weniger denken, besseren Zugang zu Ihrer Intuition finden und Veränderungen mühelos bewerkstelligt werden können. In diesem höchst bewussten Zustand können Sie die Kraft der Geist-Körper-Verbindung nutzen.

Diese erstaunliche Verbindung »verschaltet« Sie unter anderem körperlich mit bestimmten Gefühlen, je nachdem was Sie mit Ihrem Körper machen. Eine bessere psychische bzw. mentale Befindlichkeit erreichen Sie beispielsweise leichter, wenn Sie einfach Ihre Schultern zurücknehmen, die Brust dehnen, einen festen Stand einnehmen (also stabil auf den Füßen stehen), tief und gleichmäßig atmen und ein breites Lächeln auf Ihr Gesicht zaubern. Und man kann mit den Augen arbeiten, sodass Sie sich automatisch in Sekundenschnelle ruhig, zuversichtlich und zentriert fühlen.

Top-Tool

Anweisungen für die 3C Vision

Ich empfehle für mehr Präsenz und einen idealen Seinszustand für die gewünschten mentalen Veränderungen eines meiner absoluten Lieblings-Tools: 3C Vision. Bei dieser Technik wird über die Augen das parasympathische Nervensystem angeregt – eine ganz natürliche und einfache Methode, die bei allen meinen Klienten funktioniert hat (jawohl, bei allen!). Und so funktioniert sie:

Schritt Nummer 1

Wählen Sie einen Punkt an der Wand, idealerweise über Augenhöhe (so etwa in einem 45-Grad-Winkel). Wenn Sie ihn anschauen, sollte sich das anfühlen, als ob Ihr Blick an die Augenbrauen stößt.

Schritt Nummer 2

Sie blicken nun auf diesen Punkt an der Wand und fokussieren mit lockerem, entspanntem Geist Ihre ganze Aufmerksamkeit auf diesen Punkt. Falls Sie das Bedürfnis verspüren, dabei tief ein- und auszuatmen, machen Sie es einfach.

Schritt Nummer 3

Sie werden bemerken, wie innerhalb weniger Augenblicke sich Ihr Sehfeld ausweitet und Sie nach und nach eher peripher sehen und weniger zentral.

Schritt Nummer 4

Achten Sie nun verstärkt auf Ihr peripheres und weniger auf das zentrale Sehfeld. Bemerken Sie Farben, Schatten, Formen etc. Was sehen Sie links und rechts, oben und unten? Schauen Sie möglichst nichts direkt an, so verweilen Sie achtsam im peripheren Sehen.

Schritt Nummer 5

Fahren Sie damit fort, solange Sie möchten, und achten Sie darauf, was passiert. Wie Sie feststellen werden, ist Ihr Geist mehr zur Ruhe gekommen.

Mit ein wenig Übung können Sie die 3C Vision-Methode einfach im Laufe des Tages anwenden – beim Lesen, Spazierengehen, beim Plaudern mit Freunden, eigentlich immer, wenn Sie sich ruhig, zentriert und im Hier und Jetzt fühlen möchten. Im Zusammenhang mit der Mind Detox-Methode wird 3C Vision einfach beim Durchlaufen der Methode eingesetzt.

»Befolgen Sie wenn möglich die Anweisungen, bleiben Sie aufgeschlossen und vertrauen Sie Ihren ersten Antworten auf die gestellten Fragen, dann können Sie mit der Mind Detox-Methode, die im nächsten Kapitel vorgestellt wird, bemerkenswerte Ergebnisse erzielen ...«

Kapitel Vier

Ungesunde Überzeugungen aufdecken

Der »Entdeckungsteil« der Mind Detox-Methode

So gut wie alle Aspekte des täglichen Lebens werden von Ihren derzeitigen Überzeugungen beeinflusst. Ungesunde Überzeugungen können sich (aufgrund der Geist-Körper-Verbindung) auf Ihren Körper auswirken, ebenso auf Ihre Emotionen (weil sie Einfluss darauf nehmen, wie Sie das Leben interpretieren) und auf Ihre Lebensumstände (weil Überzeugungen Entscheidungen und Handlungen beeinflussen). Durch das Transformieren der ungesunden Überzeugungen können Sie deshalb sowohl Ihren Körper als auch Ihre Emotionen sowie Ihr Leben positiv verändern. Trotzdem fällt es vielen Menschen schwer, ungesunde Überzeugungen zu verändern, denn sie wissen gar nicht, was das für Überzeugungen sind, wie sie sie aufspüren und verändern können. Genau dabei hilft Ihnen meine 5-Schritte-Methode!

Zusammenfassung der 5-Schritte-Methode

Meine Methode transformiert die verborgenen ungesunden Überzeugungen, die womöglich der Grund für Ihre aktuellen Probleme sind. Um sie aufzuspüren, greifen wir auf ein wichtiges emotionales Ereignis aus der Vergangenheit zurück, welches höchstwahrscheinlich zur Ausbildung dieser Überzeugung geführt hat. Dazu wählen Sie eines Ihrer derzeitigen Probleme aus, das Sie heilen möchten, und befolgen diese fünf Schritte:

Schritt Nummer 1: Wann hat es angefangen?

Damit wird bestimmt, in welchem Alter das ursächliche Ereignis stattfand.

Schritt Nummer 2: Was passierte?

Hilft Ihnen, sich an das Geschehen zu erinnern.

Schritt Nummer 3: Warum war das ein Problem?

Erforscht, warum das Ereignis für Sie ein Problem darstellte; so wird die Grundursache (Root-Cause Reason, RCR) bestimmt.

Schritt Nummer 4: Warum ist das heute kein Problem mehr?

Bezieht mit ein, was Sie heute wissen, so dass Sie mit der Vergangenheit Frieden schließen können.

Schritt Nummer 5: Austesten, ob es funktioniert hat

Überprüft die emotionale Bewertung, wie sich die Erinnerung anfühlt, wenn Sie jetzt daran denken. Ist es ein neutrales Gefühl, wurde die ungesunde Überzeugung transformiert.

(In Anhang 1 sind wichtige Schlüsselbegriffe zu finden.)

Sind Sie bereit, die verborgene Ursache zu heilen? Dann lassen Sie uns an die Arbeit gehen!

Schritt Nummer 1: Wann hat es angefangen?

Ursächliches Ereignis (Root-Cause Event, RCE) aufdecken: Suchen Sie sich ein körperliches, emotionales oder Lebensproblem heraus, welches Sie heilen möchten. Lassen Sie uns herausfinden, wann das Problem angefangen hat, sodass Sie diesen

Punkt hinter sich lassen können und er kein Problem mehr darstellt. Vertrauen Sie der ersten Antwort, die Ihnen bei den folgenden Fragen kommt:

Frage: Welches Ereignis in meinem Leben ist die Ursache von (hier nennen Sie das Problem), also das erste Ereignis, welches, wenn es erst einmal gelöst ist, das Problem zum Verschwinden bringt? Und wenn ich es wüsste, wie alt war ich zu diesem Zeitpunkt?

(Zum Beispiel: »Welches Ereignis in meinem Leben ist die Ursache für meine Schuppenflechte / Angst / Depression / Migräne, also bei welchem Ereignis trat das zum ersten Mal auf, welches, wenn es erst einmal gelöst ist ...«)

Top-Tipp

Überdenken Sie Ihre Gedanken nicht noch einmal bzw. ignorieren Sie nicht die prompte Antwort, die Ihnen in den Sinn kommt, wenn Sie nicht dem entspricht, was Sie erwartet haben. In den meisten Fällen fand das ursächliche Ereignis vor dem zehnten Lebensjahr statt; wenn Sie also vertrauensvoll die erste Antwort weiterverfolgen, handelt es sich wahrscheinlich um das richtige ursächliche Ereignis.

Die Antwort auf diese Frage engt die anfängliche Flut an unendlichen Möglichkeiten Ihrer Erforschung auf einen bestimmten Zeitpunkt ein, beispielsweise als Sie zwei, sechs oder auch 16 Jahre alt waren. Damit kann Ihr Geist die Erinnerung an das mögliche ursächliche Ereignis jetzt aufdecken. Sobald Sie erst einmal auf ein bestimmtes Alter gestoßen sind, können Sie weitermachen ...

Schritt Nummer 2: Was passierte? (den Kontext klären)
Jetzt wollen wir weitere Informationen über das zu Tage fördern, was Ihnen in diesem Alter zustieß, damit Sie das ursächliche Ereignis, das für Sie ein Problem darstellte, bestimmen können, und zwar indem Sie den Kontext klären: die Person(en), den Ort, das/die Ereignis(se) oder das/die Ding(e), die damit zu tun hatten. Behalten Sie das Alter, das Sie in Schritt 1 entdeckt haben, im Kopf und finden Sie voller Vertrauen die ersten Antworten auf die folgende Frage:

Frage: Welche Person, welcher Ort, welches Ereignis oder welche Sache kommt mir als Erstes in den Sinn, wenn ich an diese Zeit denke? Hier ein paar mögliche Beispielantworten:

- Die erste *Person:* »Papa«, »Mama«, »Opa«, »Schullehrer«, »Bruder«, »beste/r Freund/in«
- Der erste *Ort:* »Zuhause«, »Küche«, »Schlafzimmer«, »der Park um die Ecke«, »Kindergarten / Schule«
- Das erste *Ereignis:* »ein Streit«, »der erste Schultag«, »ich habe mich verlaufen«, »ich wurde angeschrien«, »jemand hat mich verlassen«, »etwas Falsches gesagt«
- Die erste *Sache:* »mein Teddybär«, »Omas Parfum«, »Frieren«, »verängstigt«, »Streichholzschachtel« oder ein beliebiger Gegenstand (ein echter oder auch ein symbolischer), der Ihnen in den Sinn kommt und die gesamte Erinnerung wachruft.

Jetzt an die Erinnerung denken

Vielleicht ist Ihnen inzwischen etwas Bestimmtes eingefallen, und Sie erinnern sich an alle Einzelheiten. Wenn nicht, sollten Sie sich weiterhin aufgeschlossen und neugierig fragen, was wohl zum damaligen Zeitpunkt in Ihrem Leben passiert ist. Sie haben wahrscheinlich das Gefühl, Sie würden sich das bloß ausdenken; das ist völlig normal. Eventuell müssen Sie noch ein wenig weitergraben, bis Sie sich vollständig und bewusst an alles erinnern können. Ähnlich wie ein Detektiv oder ein interessierter Freund können Sie sich beispielsweise fragen:

Was kommt mir noch in den Sinn, wenn ich an diese / n (Person, Ort etc.) denke? Wer war noch dabei? Wo war ich? Was hätte im Zusammenhang mit dieser / diesem Person / Ort etc. zum damaligen Zeitpunkt in meinem Leben passieren können?

Ein Beispiel: Wenn die Antwort auf die Frage in Schritt 1 lautete »im Alter von vier Jahren«, und Ihre erste Antwort in Schritt 2 »Papa« war, dann fragen Sie sich: *Wenn ich an die Zeit denke, als ich vier Jahre alt war, und an meinen Vater, was kommt mir dann noch in den Sinn?* Oder wenn die erste Antwort »Streichholzschachtel« war, dann fragen Sie: *Wenn ich an die Zeit denke, als ich vier Jahre alt war, und an eine Streichholzschachtel, wer oder welcher Ort kommt mir da jetzt in den Sinn? Wer könnte sonst noch dabei gewesen sein? Was ist sonst noch passiert?*

Wie bei einem Künstler, der ein Bild malt, sollte Ihr Ziel darin bestehen, so viele Einzelheiten wie nötig zu sammeln, damit Sie ein exaktes Bild von dem potenziellen Ereignis malen können. Ihr Ziel ist es, eine Erinnerung an ein Ereignis aufzudecken, welches damals für Sie problematisch gewesen sein könnte. Sobald eine solche problematische Erinnerung hochkommt, machen Sie mit Schritt 3 weiter.

Fällt es Ihnen schwer, sich an etwas zu erinnern? Dann fragen Sie sich:

- Wann in meinem Leben hatte ich dieses Problem nicht?
- Wann fiel mir zum ersten Mal auf, dass ich dieses Problem hatte?
- Seit wann habe ich dieses Problem?
- Was ist in den 12 bis 18 Monaten passiert, bevor ich das Problem zum ersten Mal bemerkte?

Diese Fragen geben Hinweise auf das mögliche ursächliche Ereignis. Ich fragte zum Beispiel einmal eine Klientin, die an Migräne litt: » *Wann haben Sie die Migräne zum ersten Mal bemerkt?*« Wie sie sich erinnerte, war das, als ein Freund Selbstmord beging. Dann kam eine noch ältere Erinnerung hoch: Als sie 12 Jahre alt war, verstarb eine Tante unerwartet. Wir arbeiteten gemeinsam daran, diese alte Erinnerung zu heilen, und als uns das gelungen war, bekam sie keine Migräneanfälle mehr.

Kommt Ihnen immer noch keine Erinnerung in den Sinn? Keine Sorge, versuchen Sie es einmal so:

VIER JAHRE: Ich hatte Angst davor, am Schultor meine Mutter zu verlassen.

SIEBEN JAHRE: Ich war traurig, weil meine beste Freundin wegzog.

ACHT JAHRE: Ich hatte Angst, als ich im Supermarkt verloren ging.

ZWÖLF JAHRE: Ich war verletzt, weil ich zur Party einer Freundin nicht eingeladen wurde.

Und so weiter.

Forschen Sie weiter danach, was eventuell passiert sein könnte, bis Sie auf ein bestimmtes Ereignis stoßen, welches für Sie möglicherweise problematisch war. Wenn das für Sie unmöglich ist, beschäftigen Sie sich mit einer Erinnerung aus jüngerer Zeit, die Ihnen in den Sinn kommt, wenn Sie an das betreffende körperliche, emotionale oder Lebensproblem denken. Sobald Sie so eine problembehaftete Erinnerung gefunden haben, können Sie weitermachen mit …

Schritt Nummer 3: Warum war das ein Problem? (Finden Sie die Grundursache heraus)

Ohne eine Zeitmaschine können Sie Vergangenes nicht verändern. Aber – und das ist die gute Nachricht – das müssen Sie auch nicht; Sie können die *Beziehung* zum jeweiligen Geschehen verändern. Dazu müssen wir nicht an dem arbeiten, *was* passierte, sondern konzentrieren uns darauf, *warum* das Geschehene für Sie damals ein Problem war. Das trägt viel effektiver zur Heilung vergangener Erinnerungen bei, denn, wenn der Grund dafür geheilt wird, *warum* das ein Problem war, dann gibt es keinen Grund mehr dafür, dass es weiterhin ein Problem darstellt.

Die Grundursache aufdecken

Die Grundursache (Root-Cause Reason, RCR) ist der Grund dafür, *warum* das Geschehnis für Sie problematisch war. Um das herauszufinden, müssen Sie erforschen, wie Sie Ereignisse der Vergangenheit damals interpretierten, welche Emotionen

Sie daraufhin verspürten und welche eventuellen Schlussfolgerungen Sie angesichts der emotionalen Erlebnisse zogen. Rufen Sie sich das ursächliche Ereignis (RCE), welches Sie in den Schritten 1 und 2 aufgedeckt haben, ins Gedächtnis; dann können Sie jetzt die Grundursache (RCR) entdecken:

Fragen bezüglich der Emotionen: Was an dem Geschehen war für mich ein Problem? Welche Gefühle löste es in mir aus?

Stellen Sie sich die obigen Fragen, bis eine oder mehr negative Emotionen auftauchen; dann stellen Sie sich Fragen bezüglich der Gründe: Was an dem Geschehen löste in mir letztendlich diese Gefühle aus?

Halten Sie es einfach

Machen Sie es bei diesem Teil der Methode nicht zu kompliziert. Sie wollen einfach überlegen, warum Sie sich so fühlten, wie Sie sich fühlten, um den wichtigsten Grund für Ihre schlechten Gefühle zu diesem Zeitpunkt Ihres Lebens herauszufinden. Es geht darum, die Grundursache in einfachen, unkomplizierten Worten auszudrücken.

Und vergessen Sie dabei nicht: Wahrscheinlich waren Sie zu diesem Zeitpunkt noch sehr jung. Vielleicht hilft es Ihnen, in der Antwort auf Ihre Frage auch die Emotionen miteinzubeziehen und zum Beispiel zu sagen: Letztendlich war ich (traurig, ängstlich, wütend etc.), weil … (nennen Sie den ersten Grund, der Ihnen in den Sinn kommt).

Sobald Sie die Emotion(en) und den Grund/die Gründe identifiziert haben, sind Sie dafür bereit, Sie zusammenzuführen und so die Grundursache für das zu heilende Problem zu kreieren.

Aussage zur Grundursache

= Emotion(en)   +   Grund / Gründe
(Was Sie fühlen)   (Warum Sie so fühlen)

(Beispiele: »Traurig, ängstlich und verletzlich, weil Papa verschwand « oder »wütend, weil ich gezwungen wurde umzuziehen«
oder »ängstlich, weil Mama so schwach war« etc. In Anhang 2
stehen ca. 300 Grundursachen aus dem wirklichen Leben; das
hilft Ihnen, vollständig zu verstehen, wonach Sie hier suchen).
Und wenn Sie eine Grundursache identifiziert haben, bewerten Sie diese.

**Frage: Wie würde ich (nennen Sie die Grundursache) auf einer
Skala von 0 bis 10 bewerten? Dabei steht 10 für »sehr starke
Emotion, die sich wahr anfühlt«.**

Grundursachen, die aufgrund ihrer Stärke eine ungesunde Überzeugung rechtfertigen oder ein physisches oder Lebensproblem
verursachen können, erreichen meist eine emotionale Intensität
von 8, 9 oder 10 auf einer Skala bis 10 (wobei 10 der höchste
emotionale Wert ist). Bewerten Sie die von Ihnen identifizierte
RCR mit 7 oder weniger, wäre es vielleicht gut, weiter nach den
Gründen dafür zu suchen, warum das betreffende Ereignis für
Sie ein Problem darstellte, oder nach einem emotional bedeut-
sameren RCE zu suchen.

Eine kleine Pause zum Nachforschen

Inzwischen sollten Sie eine Grundursache entdeckt haben, welche sich in einem kurzen Satz zusammenfassen lässt und erklärt, warum das ursächliche Ereignis für Sie damals problematisch war.

Vergessen Sie dabei nicht: Nur weil dieser Satz sich wahr anfühlt, ist er nicht absolut wahr. Er besagt einfach nur, dass Ihr jüngeres Ich auf Basis der damals beschränkten Lebenserfahrung seine schlechten Gefühle für berechtigt hielt. Wenn Sie eine hochemotionale Grundursache aufgedeckt haben: toll! Dann sind Sie nur noch zwei Schritte davon entfernt, mit Ihrer Vergangenheit Frieden zu schließen. Der schwierige Teil der Methode liegt hinter Ihnen. Ich schlage vor, Sie gehen direkt zu Kapitel Fünf weiter, um diese Grundursache zu heilen.

Sie haben keine Grundursache entdeckt? Keine Sorge!

Blättern Sie zu Anhang 2 (Seite 167); wie Sie sehen werden, habe ich Ihnen die ganze Arbeit bereits abgenommen und nenne die 20 häufigsten ungesunden Überzeugungen und die damit verbundenen Grundursachen aus dem richtigen Leben. Lesen Sie sich die Liste einfach durch und arbeiten Sie an den ungesunden Überzeugungen, die sich für Sie stimmig anfühlen. Ein anderes Werkzeug zum Aufdecken Ihrer ungesunden Überzeugungen ist das nachfolgend vorgestellte Tool, »Meine falschen Schlussfolgerungen« – probieren Sie es gleich aus.

Extra-Tool

Meine falschen Schlussfolgerungen

Denken Sie daran: Alle ungesunden Überzeugungen sind falsche Schlussfolgerungen, die Sie irgendwann in der Vergangenheit gezogen haben. Diese Übung hilft Ihnen, ungesunde Schlussfolgerungen aufzudecken, die Ihnen wahrscheinlich nicht einmal bewusst sind.

Teil Nummer 1: Satzanfänge

Überlegen Sie nicht lange, sondern beenden Sie die nachfolgenden Sätze mit den ersten Worten, die Ihnen in den Sinn kommen, am besten für jeden Satzbeginn mehrere Antworten:

Ich bin ...

Ich bin nicht ...

Ich werde immer ...

Ich fühle immer ...

Ich bin zu ...

Ich werde nie ...

Es ist schwierig, zu ...

Ich bin jemand, der ...

Teil Nummer 2: Lebensbereiche

Jetzt denken Sie an die nachfolgend genannten Lebensbereiche und achten darauf, welche Gedanken Ihnen dabei zuerst kommen. Beim Thema Geld denken Sie beispielsweise vielleicht: »Es ist schwierig, Geld zu verdienen« oder »Ich werde meine Schulden nie los«, beim Thema Liebe/Intimität: »Ich werde nie meinen Seelenpartner finden.« Stellen Sie fest, was

Ihnen hinsichtlich der folgenden Lebensbereiche als Erstes in den Sinn kommt, und schreiben Sie diese Gedanken in einem Notizbuch auf:

- Familie / Freunde
- Liebe / Intimität
- Karriere / Beruf
- Geld / Wohlstand
- Spiritualität / Erleuchtung

Die nächsten Schritte

Haben Sie mithilfe der ersten drei Schritte der Mind Detox-Methode, der Top 20 ungesunden Überzeugungen (auf Seite 167) oder des Tools »Meine falschen Schlussfolgerungen« (auf Seite 103) irgendwelche unnützen Schlussfolgerungen aufgedeckt? Super! Gehen Sie jetzt zum nächsten Kapitel, um die positiven Schritte zu unternehmen, die unnützen Schlussfolgerungen zu heilen und aufzulösen.

TEIL DREI

Die verborgene Ursache heilen

HEILEN SIE DIE UNGESUNDEN ÜBERZEUGUNGEN,
DIE PHYSISCHE, EMOTIONALE UND LEBENSPROBLEME
ERZEUGEN.

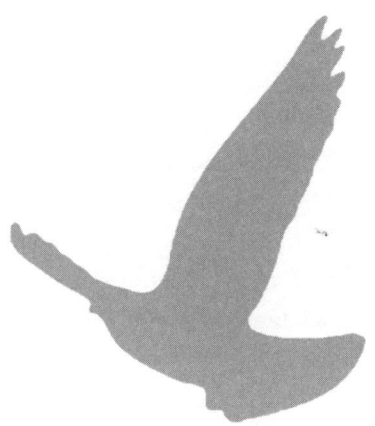

Kapitel Fünf

Ungesunde Überzeugungen
transformieren

Der »Lösungsteil« der Mind Detox-Methode

Bitte seien Sie nun sehr aufmerksam! Dies ist ein sehr wichtiger Augenblick in Ihrem Leben. Sie haben die Grundursache(n) für Ihre ungesunde(n) Überzeugung(en) aufgedeckt, und ich empfehle Ihnen dringend, diese Ursachen gleich zu heilen.

Im Schritt Nummer 4 der Methode geht es darum, alle eventuellen Grundursachen zu heilen, die als Rechtfertigung für Ihre ungesunden Überzeugungen dienen. Wie Sie wissen, sind Probleme für Sie heute nur deshalb noch Probleme, weil Sie in der Vergangenheit falsche Schlussfolgerungen gezogen haben. Und es kommt noch besser: Ihre ungesunden Überzeugungen können ganz einfach transformiert werden, und zwar aus den folgenden Gründen:

Grund Nummer 1: Überzeugungen sind nicht die absolute Wahrheit.

Wahrheit ist immer wahr, Überzeugungen entsprechen dagegen nur manchmal der Wahrheit, und deshalb können sie auf den neuesten Stand gebracht werden.

Grund Nummer 2: Überzeugungen werden von Gefühlen, nicht von Tatsachen geschürt.

Wie »wirklich« Überzeugungen sind, hängt größtenteils davon ab, wie wahr sie sich anfühlen, aber nur weil etwas sich wahr anfühlt, muss es nicht die Wahrheit sein. Klären Sie die entsprechenden Emotionen, dann fühlen sie sich nicht mehr so wahr an.

Grund Nummer 3: Überzeugungen basieren auf beschränkten Informationen.

Inzwischen wissen Sie mehr als in der Vergangenheit. Im Nachhinein können Sie Altes mit mehr Frieden und Mitgefühl betrachten. Dank neuer Informationen können Sie, wann immer Sie möchten, neue Schlussfolgerungen ziehen.

Denken Sie daran: Für eine glückliche Kindheit ist es nie zu spät!

Sie werden jetzt gleich ein paar neue, gesündere Schlussfolgerungen aus dem ursächlichen Ereignis ziehen und dabei alle mit der/n Grundursach(en) zusammenhängenden Gefühle loslassen. In diesem Schritt geht es darum, beim Gedanken an das vergangene Geschehen und die Grundursache völlig neutrale Gefühle zu haben.

Können Sie mit sich beim Gedanken an das, was in Ihnen früher negative Emotionen hervorrief, in Frieden sein? Falls ja, so beweist das, dass jegliche ungesunde Überzeugungen, die von diesem Ereignis stammen, geheilt worden sind. Sie glauben im wahrsten Sinn des Wortes nicht mehr daran, dass Ihre damit zusammenhängenden Gefühle gerechtfertigt sind. Sie haben sich weiterentwickelt, und das ist nun kein Problem mehr für

Sie. (Klopfen Sie sich schon mal vorab auf die Schulter, denn Sie leisten tolle Arbeit!)

Durch Schlussfolgerungen, die Vergangenes mit mehr Mitgefühl betrachten, kann Ihr Körper auf ganz natürliche Weise wieder zu mehr Ausgewogenheit zurückfinden, denn der Grund bzw. die Gründe für das gestörte Gleichgewicht sind behoben worden.

Ihr Körper weiß, wie er sich heilen kann.

Sich seine ungesunden Überzeugungen bewusst zu machen, ist der schwierigste Teil des Heilungsprozesses. Von jetzt an wird die Reise in Richtung Heilung einfacher. Es ist die Aufgabe Ihrer unendlich machtvollen inneren Intelligenz, sich im Einzelnen um die Heilung zu kümmern. Ihre Aufgabe besteht darin, mit Ihrer Vergangenheit Frieden zu schließen – und das ist einfacher und weniger stressig als dem, was passierte, Widerstand entgegenzusetzen. So kann Ihr Geist dem Körper grünes Licht für die Heilung signalisieren.

Und wie Sie wissen, können Veränderungen im Geist aufgrund der Geist-Körper-Verbindung Veränderungen im Körper bewirken. Vielleicht macht sich Ihre »innere Apotheke« sogar auf der Stelle an die Arbeit und heilt physische Beschwerden, sobald die neuen Botschaften zwischen Geist und Körper hin- und hergesandt werden. Klingt das gut? Super, dann machen Sie mit der tollen Arbeit, die Sie bislang geleistet haben, weiter und gehen Sie zum nächsten Schritt über.

Schritt Nummer 4: Warum ist das jetzt kein Problem mehr?

(Neue Schlussfolgerungen dank neuer Informationen)

Denken Sie an das ursächliche Ereignis und beantworten Sie die folgende Frage:

Durch was von dem, was ich heute weiß, hätte ich (nennen Sie die Grundursache) damals gar nicht erst so empfunden, wenn ich es gewusst hätte?
Eventuell müssen Sie sich diese Frage ein paarmal stellen, um positiv und liebevoll zu lernen. Sie suchen nach Möglichkeiten, über das vergangene Ereignis anders zu denken, sodass Sie in Bezug auf das Geschehene unmöglich mehr negative Gefühle empfinden können (damit meine ich nicht, Sie sollten versuchen, über das schlimme Ereignis glücklich zu sein; es geht lediglich darum, es neutral betrachten zu können). Und woran merken Sie, dass Sie es gefunden haben? Sie werden Erleichterung verspüren.

Es gibt noch andere Fragen, mit denen Sie auf positive und liebevolle Weise über Vergangenes nachdenken können, beispielsweise die folgenden:

- Was muss ich wissen oder lernen, damit ich mit dem, was passierte, Frieden schließen kann?
- Kann ich in Frieden sein, wenn ich an dieses Ereignis zu einem bestimmten Zeitpunkt in meinem Leben denke?
- Okay, und was könnte ich nun, in der Zukunft, wissen, was mir helfen könnte, mich damals in Frieden zu fühlen?
- Und was durfte ich damals nicht wissen, damit das überhaupt ein Problem für mich darstellen konnte? Was gab ich vor, nicht zu wissen?
- Wenn ein Freund dieses Problem hätte, was würde ich ihm raten, um ihm zu helfen, mit dem Geschehenen Frieden schließen zu können?

- Was muss ich jetzt sagen, damit ich mit dieser Erinnerung ein für alle Mal Frieden schließen kann?

In dem Augenblick, in dem Sie etwas Positives und Liebevolles lernen, was Ihnen hilft, mit dem ursprünglichen Ereignis Frieden zu schließen und die ungesunde Überzeugung zu widerlegen, machen Sie mit dem nachstehenden Werkzeug weiter, »Das Wissen verankern«.

Top-Tool: Das Wissen verankern

Der richtige Zeitpunkt, um sich Ihr Wissen wirklich »einzuverleiben«, ist entscheidend. Sie sollten das machen, sobald Sie das gelernt haben, was Sie zu lernen hatten.

Dieses Wissen funktioniert, denn alle Rechtfertigungen für Ihre schlechten Gefühle bezüglich des ursächlichen Ereignisses werden untergraben und fühlen sich nicht mehr »wahr« an; Sie haben damit keinen triftigen Grund mehr, sich weiterhin schlecht zu fühlen. Sie verankern die neuen positiven und liebevollen »Lektionen« buchstäblich im Körper-Geist. Das ist ein sehr wirkungsvolles Werkzeug; und richtig eingesetzt, kann es Ihnen helfen, sämtliche negativen Emotionen hinsichtlich des ursächlichen Ereignisses und der Grundursache höchst effektiv und vollständig zu beseitigen und die ungesunde Überzeugung auf der Stelle zu transformieren.

Schritte zum Verankern des Wissens

Lernen Sie positive und liebevolle Lektionen anhand von Schritt 4, dann machen Sie mit den nachfolgenden Schritten weiter.

Schritt Nummer 1

Frage: *Wo in meinem Körper kenne ich das?* (Wo in Ihrem Körper sitzt dieses Wissen – im Herzen, in der Brust, im Solarplexus, im Magen …?)

Schritt Nummer 2

Frage: *Welche Farbe hätte dieses Wissen, wenn es eine Farbe hätte?* (Das kann jede beliebige Farbe sein, vertrauen Sie der Antwort, die als Erstes kommt.)

Schritt Nummer 3

Bewahren Sie das Wissen an dieser Stelle und schließen Sie die Augen. Reisen Sie dann mit diesem Wissen in Ihrer Fantasie in die Vergangenheit und spielen Sie die alte Erinnerung von Anfang bis zum Ende mit diesem neuen positiven, liebevollen Gelernten wie einen Film ab. Zum Beispiel: *In meinem Herzen habe ich das rote Wissen, dass ich geliebt werde.* Spielen Sie die Erinnerung ein paarmal von Anfang bis zum Ende ab.

Schritt Nummer 4

Öffnen Sie nun die Augen und kommen Sie in die Gegenwart zurück. Diese Übung dauert etwa 30 Sekunden.

Wenn das ursächliche Ereignis etwas Traumatisches ist und Sie sich das Geschehen nicht erneut vorstellen wollen, machen Sie sich bewusst, wo im Körper das Wissen sitzt, und fahren Sie dann gleich mit der Emotional Freedom Technik (EFT) fort, um die Emotionen zu klären und die positive Lektion zu verankern. Genaue Anweisungen dazu finden sich in Kapitel Sieben.

Sobald Sie das Wissen verankert haben, öffnen Sie die Augen und lenken sich einen Moment lang von dem Problem und der Erinnerung ab. Betrachten Sie ein Bild an der Wand, achten Sie auf ein Geräusch in der Nähe oder singen Sie ein paar Takte eines erhebenden Liedes. Ziehen Sie Ihre Aufmerksamkeit mit was auch immer zeitweilig von dem Thema, an dem Sie gearbeitet haben, weg. Sobald Sie das geschafft haben, gehen Sie zum abschließenden Schritt der Methode weiter.

Schritt Nummer 5: Austesten, ob es funktioniert hat.
(Finden Sie heraus, wie neutral Ihre Emotionen sind.)

Das Testen, ob die Arbeit erfolgreich war, ist genauso wichtig wie alle anderen Schritte der Mind Detox-Methode. Die meisten Leute brauchen drei »Überzeuger«; damit meine ich, sie müssen drei verschiedene Tests durchführen, um den Geist davon zu überzeugen, dass die Veränderung wirklich eingetreten ist. Und ein davon überzeugter Geist ist entscheidend, denn dadurch kann der Heilungsprozess in Gang gesetzt werden, und der Geist fängt auch an, Beweise dafür zu finden, dass die neue gesündere Überzeugung stimmt. Wie Sie feststellen werden, beginnt der Geist während und nach dem Austesten damit, Beweise für die Richtigkeit der neuen Überzeugung zu sammeln.

Genießen Sie diesen natürlichen Prozess und nutzen Sie ihn zu Ihren Gunsten, indem Sie immer wieder anerkennen, dass die Veränderung geschehen ist und dass Ihr Körper nun sicherer und einfacher heilen kann. Und so geht das Austesten:

Die Grundursache testen:

Wie würde ich die alte Grundursache auf einer Skala von 10 bis 0 bewerten (wobei 0 bedeutet »Die Emotion ist komplett verschwunden, und ich hege neutrale Gefühle«)? (Eventuell möchten Sie die Grundursache laut aussprechen und spüren, wie neutral Ihre Gefühle jetzt sind.)

Die Vergangenheit testen:

Wie würde ich das ursächliche Ereignis auf einer Skala von 10 bis 0 bewerten (wobei 0 bedeutet »Die Emotion ist komplett verschwunden, und ich hege neutrale Gefühle«)? (Eventuell ist die Erinnerung nach wie vor da, aber die alte Emotion ist verschwunden, und Sie fühlen sich eher neutral.)

Die Zukunft testen:

Denken Sie an einen Zeitpunkt in der Zukunft, zu dem etwas Ähnliches passieren könnte, und stellen Sie fest, wie unterschiedlich Sie dieses Mal darauf reagieren.

Wenn die Antworten auf obige Fragen alle bei 0 von 10 Punkten liegen und Sie neutrale Gefühle hegen, dann ist das super! Sie haben tolle Arbeit geleistet. Herzlichen Glückwunsch!

Alles auf einen Blick

Im Anhang 1 findet sich eine Übersicht über die 5-Schritte-Methode (Seite 162) zum schnellen und einfachen Nachschauen. Weiterhin gibt es in Anhang 1 ein Tool »Mind Detox zum Selbermachen« (Seite 166).

Und wenn nach wie vor Gefühle da sind? Dann ärgern Sie sich nicht!

Wenn das ursächliche Ereignis bzw. die Grundursache immer noch negative Emotionen in Ihnen hervorruft, dann bedeutet das, ein Teil Ihres Geistes meint immer noch, gute Gründe für diese schlechten Gefühle zu haben. Das ist ein blinder Fleck. In Kapitel Sechs erfahren Sie, wie Sie mit meiner sehr effektiven Blinde-Flecken-Beseitigungsmethode den Durchbruch erzielen können.

Kapitel Sechs

Blinde Flecke entdecken und auflösen

Die verborgenen Gründe für schlechte Gefühle transformieren

Fällt es Ihnen schwer, negative Emotionen zu beseitigen oder gesündere Schlussfolgerungen zu ziehen? Entspannen Sie sich! Die nachfolgenden Erkenntnisse sind großartig dazu geeignet, die eher hartnäckigen ungesunden Überzeugungen und emotionalen Ereignisse zu transformieren.

Für negative Emotionen gibt es einen guten Grund. Wenn in Ihnen nach wie vor noch ein Rest an negativen Gefühlen über das ursächliche Ereignis bzw. die Grundursache schlummert, ist das einfach ein Anzeichen für einen zeitweiligen »blinden Fleck« in Ihrem Geist. Blinde Flecke sind verborgene Rechtfertigungen für das, was Sie fühlen. Solange dieser blinde Fleck da ist, wird Ihr Geist die negativen Emotionen nicht komplett loslassen, denn er findet nach wie vor einen guten Grund für den Rest an Wut, Traurigkeit, Angst oder einer anderen Emotion. Ein Licht auf den blinden Fleck zu werfen ist genauso einfach wie das Erforschen von positiveren und liebevolleren Erinnerungen an die Vergangenheit. Wenn Sie zu einer neuen Schlussfolgerung gelangen, fühlen Sie sich von Natur aus besser, denn es gibt keinen Grund mehr, sich schlecht zu fühlen. Das ist einfach sinnvoll.

Top-Tipp: Eine gängige Falle vermeiden

Bei meiner Methode geht es ausschließlich darum, die geistigen Grundursachen von Problemen zu heilen, und nicht um oberflächliche Symptombehandlung. Negative Emotionen werden von ungesunden Überzeugungen verursacht, denn sie entscheiden darüber, wie Sie sich hinsichtlich der Ereignisse in Ihrem Leben fühlen. Doch negative Emotionen sind immer nur Symptome, nie die eigentliche Ursache.

Machen Sie bei dieser Arbeit nicht den Fehler, in eine häufige Falle zu tappen und sich mit Ihrer gesamten Energie darauf zu konzentrieren, die negativen Emotionen loszuwerden. Sie gehen von ganz allein weg, sobald es keinen guten Grund mehr für die schlechten Gefühle gibt. Für uns sind die Emotionen einfach nur ein nützlicher Maßstab, der anzeigt, ob Sie zu neuen Schlussfolgerungen gelangt sind und die Überzeugung transformiert haben oder nicht.

(HINWEIS: keine negative Emotion = keine ungesunde Überzeugung)

10 blinde Flecken entdecken und auflösen

Ich habe mit Hunderten von Menschen gearbeitet und war dabei, als sie die größten Lebensprobleme lösten, indem sie ihre größten Durchbrüche im Leben hatten. Nachfolgend stelle ich Ihnen meine zehn Lieblings-Erkenntnisse zum Entdecken und Durchbrechen bzw. Auflösen von blinden Flecken vor, die immer wieder dabei helfen, positivere und liebevollere Schlussfolgerungen zu ziehen. Diese »Blinde-Flecken-Knacker« sollen Ihnen helfen, Ihre unbewussten Annahmen in Bezug auf Ereignisse oder Menschen aus Ihrer Vergangenheit infrage zu stellen.

Lesen Sie also nur dann weiter, wenn Sie wirklich bereit sind, Ihre Meinung über Ihre Vergangenheit und die Menschen in Ihrem Leben zu ändern!

Wenn es bei einer dieser Erkenntnisse bei Ihnen »klingelt« und Sie wissen, dass Sie bezüglich des Problems aus der Vergangenheit unmöglich mehr schlechte Gefühlen haben können, wenden Sie bitte sofort die Übung »Das Wissen verankern« auf diese Erkenntnis an.

Blinder Fleck Nummer 1: Ich habe überlebt!

Es kann schwierig sein, Angst aufzulösen, solange Ihr Geist der Überzeugung ist, *weiterhin Angst zu haben* gebe Sicherheit. Doch das stimmt nicht! Andauernde Angst ist gesundheitsschädlich. Damit Ihr Geist zur Ruhe kommt, möchte ich hier eine sehr beruhigende Tatsache anführen: Sie lesen dieses Buch und das bedeutet, Sie haben das fragliche emotionale Ereignis überlebt. Das mag offensichtlich sein, doch viele Menschen haben an dieser Stelle ein *Aha*-Erlebnis, denn darüber haben sie vorher nie nachgedacht.

Überlegen Sie einmal: *Wenn Sie sich ganz sicher gewesen wären, dass Sie dieses fragliche Ereignis der Vergangenheit überleben würden, inwieweit hätten Sie sich damals anders gefühlt?* Vielleicht wären Sie in dem Wissen, dass es Ihnen letztendlich gut gehen würde, beruhigter gewesen.

Anstatt sich also darauf zu konzentrieren, wie ängstlich oder verletzlich Sie sich gefühlt haben, seien Sie dankbar dafür, wie viel Kraft und Widerstandsfähigkeit Sie *tatsächlich* bewiesen haben. Immerhin haben Sie überlebt! Erkennen Sie diese Tatsache an; damit geben Sie Ihrem Geist die Erlaubnis, die Gefühle des Verletztseins, der Wut, der Traurigkeit oder der Angst loszulassen und an ihrer Stelle Ruhe einkehren zu lassen in dem Wissen, dass alles in Ordnung sein wird.

Blinder Fleck Nummer 2: Ich habe vergessen, was als Nächstes passiert ist.

Gehen Sie nun vom blinden Fleck Nummer 1 weiter und denken Sie an einen Zeitpunkt nach dem ursächlichen Ereignis, als Sie mit Sicherheit wussten, dass Sie in Sicherheit sind und alles in Ordnung sein würde. Auch wenn der Geist von Natur aus gerne an die traumatischsten Teile der Vergangenheit denkt, ist es doch sehr heilsam anzuerkennen, dass das damals zwar für Sie ein Trauma war, aber Sie letztendlich doch in Sicherheit waren.

Der Träumer

Ein guter Freund von mir pflegte intensiv zu träumen und dabei im Schlaf um sich zu schlagen. Als ich ihm die Fragen der Mind Detox-Methode stellte, erinnerte er sich daran, wie wütend sein Vater war. Ich fragte ihn daraufhin einfach: »Und was geschah als Nächstes?« Sofort brach er in Lachen aus und sagte: »Naja, eigentlich nichts!!!« Wie er mir erzählte, konnte er seitdem tiefer und friedlicher schlafen. Ich glaube, mein Freund konnte durch diese Einsicht den »Modus der höchsten Alarmbereitschaft« im Geist abschalten und dadurch tiefer schlafen.

Und wenn tatsächlich etwas Schlimmes passiert ist?

Garantiert gab es nach dem traumatischen Ereignis eine Zeit, in der Sie wieder in Sicherheit waren. (Und wenn es jetzt in diesem Moment ist, da Sie diese Zeilen lesen!) Versuchen Sie, sich stärker darauf zu konzentrieren, wie gut es Ihnen *jetzt* geht und wie sicher Sie *jetzt* sind, anstatt darauf, wie es früher war. Dadurch kann der Körper-Geist besser den Panik-Modus verlassen und sich effektiver um die Heilung kümmern.

Blinder Fleck Nummer 3: Ich habe mein Bestes gegeben und die anderen auch.

Jedes menschliche Herz sehnt sich nach Glück und Liebe. Ich habe Hunderte von Menschen befragt, was sie sich mehr als alles andere im Leben wünschen – Menschen in unterschiedlichen finanziellen Situationen, unterschiedlicher Religionszugehörigkeit, unterschiedlichen Alters und mit unterschiedlichem Bildungsstand. Was meinen Sie wohl, wie viele dieser Leute sich Konflikte, Trennung, Wut, Streit oder sonst etwas Negatives wünschten? Genau, kein einziger. Niemand. *Nada!* Alle wünschten sich positive Erfahrungen im Leben, also Frieden, Glück, Gesundheit, Liebe etc.

Jeder Mensch wünscht sich Frieden, auch diejenigen, die ganz furchtbare Dinge tun!

Blind durch einen falsch informierten Geist

Meiner Meinung nach würde jeder Mensch, der Ihnen unrecht getan hat, so er eine *echte* Wahl hat (also nicht von seinen ungesunden Überzeugungen geblendet ist), sich immer für etwas entscheiden, wodurch er selbst mehr Glück, Frieden und Liebe findet – wenn er nur wüsste wie.

Menschen, die nicht wissen, wie sie Frieden, Glück oder Liebe erfahren können, brauchen nicht Ihre Kritik oder Ihre Wut, sondern Ihr Mitgefühl. Sie müssen ihr Handeln nicht gutheißen, sondern nur verstehen, dass sie, angesichts ihrer eigenen ungesunden Überzeugungen, ihr Bestes gegeben haben. Das sollten Sie nicht vergessen, denn so können Sie sich selbst und andere aus einer freundlicheren, verständnisvolleren und mitfühlenderen Perspektive betrachten.

Gehen Sie zu hart mit sich um?

Manchmal muss man Fehler machen, um zu lernen, was richtig ist, haben Sie das etwa vergessen? Haben Sie übersehen, dass Sie jung und unschuldig waren, Ihr Bestes gegeben haben und es zum damaligen Zeitpunkt einfach nicht besser wussten?

Wenn in Ihnen noch ein Rest an Schuldgefühlen vorhanden ist, denken Sie daran: Damals, als Sie das machten, was Sie eben taten, hätten Sie nicht so gehandelt, wenn Sie nicht davon *überzeugt* gewesen wären, dass das angesichts der damaligen Umstände die bestmögliche Option war.

Es hat keinen Sinn, jetzt zu einem völlig anderen Zeitpunkt und unter völlig anderen Umständen zurückzublicken und sich selbst wegen seines früheren Tuns zu verurteilen und schuldig zu fühlen. Seit damals sind Sie von vielerlei Erfahrungen geformt worden, durch die Sie heute in ähnlichen Umständen anders handeln würden. (Auch das Lesen dieses Buches macht Sie zu einem anderen Menschen als damals!) Lassen Sie es gut damit sein, dass Sie daraus etwas gelernt haben, und lassen Sie alle Schuldgefühle los.

Blinder Fleck Nummer 4: Ihre Eltern hatten ihre eigenen Probleme zu bewältigen.

Diese Einsicht ist ganz besonders dann wichtig, wenn Sie sich als Kind von Ihren Eltern vernachlässigt oder im Stich gelassen fühlten.

Als kleines Kind waren die Eltern für uns Götter. Sie wussten alles, waren allmächtig, hatten keine Probleme und konnten absolut alles machen. Erst als wir älter und selbst erwachsen wurden, sahen wir nach und nach ein, dass auch sie nur Menschen waren und wahrscheinlich mit ihren eigenen Schwierigkeiten, Ängsten, emotionalem Ballast und Stress zu kämpfen hatten. Und auf die Gefahr hin, derb zu klingen, möchte ich auf noch etwas Wichtiges hinweisen. Ihre Eltern hatten Sex (oder machten Liebe, wenn Ihnen das lieber ist) und haben ein Kind gezeugt. Sie haben im Augenblick der Empfängnis nicht ihre ganzen Probleme mit einem Mal gelöst oder waren auf einmal erleuchtet; sie wurden einfach nur Eltern. Wir wollen ihnen eine Verschnaufpause gönnen.

Sie hätten es nicht besser wissen sollen, weil sie es nicht besser wissen konnten.

Bedenken wir einmal, welche Herausforderungen unsere Eltern (oder andere Leute) im Leben zu bewältigen hatten; dann verstehen wir vielleicht auch besser, warum sie uns verlassen haben oder warum sie manchmal schlecht gelaunt waren oder warum es für sie schwierig war, uns voll und ganz zu lieben.

Wenn Sie einsehen, dass andere Menschen mit ihren eigenen Problemen zu kämpfen haben, passiert etwas Magisches – Sie nehmen deren Verhalten Ihnen gegenüber nicht mehr so persönlich. So können Sie alle Verletzungen, jegliche Traurigkeit, Wut, Schuldgefühle oder das Gefühl, nicht geliebt zu werden oder nicht erwünscht zu sein, loslassen, weitergehen und sie aus einer verständnisvolleren und liebevolleren Perspektive betrachten.

Blinder Fleck Nummer 5: Es war nicht persönlich.

Einer der häufigsten Gründe, jahrelang an negativen Emotionen festzuhalten, ist die Überzeugung, das, was andere Leute machen, hätte etwas mit uns zu tun. Aber das stimmt nicht! Jeder Mensch hat seine ureigene Version der Wirklichkeit. Wissen Sie noch? Es funktioniert so: Die Menschen sammeln über ihre fünf Sinne Informationen über ihre äußere Umwelt. Wenn diese Informationen im Geist und im Nervensystem ankommen, sind das nur Rohdaten ohne jegliche Bedeutung, lediglich Licht, welches der Augenhintergrund reflektiert und so Bilder erzeugt, sowie Schwingungen, die das Trommelfell in Bewegung versetzen und Klänge produzieren.

Das Unbewusste nimmt dann diese Rohdaten, lässt sie durch seine ganz individuellen Filter laufen, zu denen Überzeugungen, Werte, frühere Entscheidungen, Erinnerungen, wichtige emotionale Erlebnisse etc. gehören, und verleiht ihnen Bedeutung. Dadurch werden die eingehenden Daten gelöscht, verzerrt und verallgemeinert, und es entsteht eine ganz individuelle innere Version des Lebens.

Das heißt, Sie sehen, hören und erfahren eine stark aufbereitete Version der Realität, ebenso wie alle anderen Menschen auf dem Planeten!

Da also jeder Mensch seine eigene Version der Realität hat, projizieren viele Menschen ihre Konditionierung nach außen. Dadurch sehen, hören oder erfahren die anderen nicht unbedingt Ihr WIRKLICHES Selbst, sondern *deren* VORSTELLUNG davon, basierend auf *deren* inneren Filtern. Verstehen Sie den Unterschied?

Und ob Sie es nun glauben oder nicht: Das sind tolle Neuigkeiten, wenn es darum geht, mit Ihrer Vergangenheit Frieden zu schließen. Denn es bedeutet: Sie wurden in der Vergangenheit nie (und ich meine wirklich nie) von irgendjemandem verlassen, zurückgewiesen, gehasst oder im Stich gelassen. Das, was Ihre Eltern, Partner, Kameraden oder Kollegen nicht mochten oder zurückwiesen, war immer nur deren Vorstellung von Ihnen – nicht Sie, sondern lediglich deren Vorstellung im Geist, basierend auf deren konditionierten Überzeugungen, Werten, Erinnerungen, wichtigen emotionalen Erlebnissen etc. Ihre Mutter hatte nicht Ihren Bruder oder Ihre Schwester lieber als Sie, sondern nur ihre Vorstellung im Geist über Ihre Geschwister. Ihr Vater verließ nicht Sie, sondern seine Vorstellung von Ihnen, und zwar aufgrund seiner eigenen Probleme, Konditionierung und ungesunden Überzeugungen. Ihre Exfrau oder Ihr Exmann »entliebte« sich nicht, sondern mochte seine bzw. ihre eigene Vorstellung von Ihnen nicht mehr, und das waren und sind nicht Sie.

Nur eine Vorstellung! Es war nicht persönlich. Welche Erleichterung!

Eine kleine Pause zum Nachforschen

An dieser Stelle, wo wir die Hälfte der blinden Flecken entdeckt und aufgelöst haben, ist der perfekte Zeitpunkt gekommen, schnell einmal eine kleine Auszeit zu nehmen und eine faszinierende Beobachtung in Augenschein zu nehmen, durch die wir die Gültigkeit eines jeglichen zu heilenden Problems untergraben können.

Eine Minute da und die nächste Minute weg

Neben anderen Abenteuern besteht mein Leben zum großen Teil darin, in der Welt herumzureisen und Menschen zu helfen, Frieden mit ihrer Vergangenheit zu schließen. Manche dieser Menschen leiden seit Jahrzehnten unter sehr starker Wut, Traurigkeit oder Furcht. Andere haben dem Leben so lange starken Widerstand entgegengesetzt, dass sie unter ernsthaften körperlichen Problemen leiden. Doch egal, wie lange schwierige Ereignisse für sie schon ein Problem waren, es kommt immer der Punkt, an dem sie eine Möglichkeit entdecken, so über die Vergangenheit zu denken, dass sie kein Problem mehr darstellt. Dadurch bringen sie Geschehnissen in ihrem Leben, die ihnen seit Jahren negative Gefühle beschert hatten, eher neutrale oder sogar positive Gefühle entgegen.

Das habe ich bei Hunderten von Menschen so erlebt, und so fragte ich mich, was Probleme tatsächlich sind. Ich meine, wenn etwas für eine Person seit Jahren ein Problem darstellt und dann nach einem ganz einfachen Verändern des Blickwinkels kein Problem mehr ist, war es dann überhaupt jemals ein Problem? Oder war das wirkliche Problem eigentlich die Person, die noch nicht in der Lage war, das betreffende Ereignis aus einer positiveren und bewussteren Perspektive zu betrachten?

Konditioniertes Denken hinter sich lassen

Eines meiner Lieblingszitate ist von Albert Einstein und lautet: »Kein Problem kann auf derselben Bewusstseinsebene gelöst werden, auf welcher es erzeugt wurde.« Wie ich beobachtet habe, entscheiden die Aufgeschlossenheit und das Bewusstsein eines Menschen darüber, ob das, was im Leben passiert, für diese Person ein Problem ist oder nicht. Also nicht das eigentliche Geschehen, sondern das, was sie darüber denkt. Der eine verliert vielleicht seine Arbeit und ist begeistert von diesem Abenteuer; ein anderer wird durch den Stress physisch krank. Das Ereignis ist dasselbe, wo liegt also der Unterschied? In der unterschiedlichen Wahrnehmung.

Es ist wunderbar, auf immer höhere Bewusstseinsebenen zu gelangen, indem Sie Ihre blinden Flecken entdecken und auflösen. Dadurch können Sie die direkte Erfahrung eines problemfreien Lebens machen, in dem es zwar durchaus unerwartete Herausforderungen geben mag, welche Sie aber nicht als Probleme oder etwas Falsches erleben. Ist das nicht unglaublich? Sie müssen nicht warten, bis sich in Ihrer Vergangenheit, Gegenwart oder Zukunft etwas verändert, um inneren Frieden zu erfahren. Verändern Sie Ihren Geist, dann verändert sich auch alles andere!

Denken Sie daran: Sie versuchen nicht, über problematische Ereignisse in Ihrem Leben hinwegzukommen, vielmehr kommen Sie über Ihr konditioniertes Denken über das Geschehene hinweg.

Aus dieser neuen Perspektive können Sie viel einfacher Frieden im Leben genießen; wir wollen also weitermachen und noch mehr blinde Flecken entdecken und auflösen.

Blinder Fleck Nummer 6: Ich habe Gedanken gelesen.

Waren Sie schon einmal gemein gegenüber einem Menschen, den Sie lieben? Haben Sie einer geliebten Person vielleicht sogar schon einmal gesagt, Sie würden sie hassen? Oder haben Sie einen geliebten Menschen zurückgestoßen? Oder waren für ihn nicht da, wenn er Sie gebraucht hätte? Falls Sie eine dieser Fragen mit »Ja« beantwortet haben, wie können Sie dann mit Sicherheit wissen, dass, wenn jemand Sie anschrie, gemein zu Ihnen war oder nicht für Sie da war, das automatisch bedeutet, dass diese Person Sie nicht liebt? Genau, das können Sie nicht wissen.

Eine der am häufigsten vorkommenden ungesunden Überzeugungen, die physische, emotionale und Lebensprobleme verursacht, ist die Überzeugung *Meine Eltern haben mich nicht genug geliebt*. In fast allen Fällen basiert diese Überzeugung sozusagen auf Gedankenleserei. Damit meine ich, die betreffende Person las zwischen den Zeilen, meinte, sie wüsste, was andere Leute denken, und zog daraus die schlimmsten Schlussfolgerungen.

An diesem Punkt vollziehen die meisten meiner Klienten eine komplette Kehrtwendung in ihrem Denken und erkennen, dass sie eigentlich doch geliebt wurden, sehr sogar. In unzähligen Fällen wird ihnen klar, dass der Vater oder die Mutter (oder wer auch immer) einfach nicht wusste, wie er oder sie Liebe so ausdrücken konnte, dass Sie sich geliebt fühlten. Und das ist, wie Sie mir sicherlich zustimmen, etwas völlig anderes, als wirklich nicht geliebt zu werden!

Wenn ein Kind beispielsweise von einem Elternteil verlassen wird, dann zieht das Kind daraus häufig den Schluss, es werde nicht geliebt oder sei nicht liebenswert. Aber das stimmt einfach nicht. Diese Schlussfolgerung ist eine Annahme, die auf Gedankenlesen basiert.

Unabhängig davon, was jemand tut, Sie können nie 100-prozentig sicher sein, was wirklich im Geist dieses anderen Menschen vor sich geht.

In Wirklichkeit wissen die meisten Leute, denen Sie begegnen, nicht einmal, was in ihrem *eigenen* Geist vor sich geht! Unbewusst handeln sie entsprechend ihrer jeweiligen Konditionierung. Wie also sollten *Sie deren* Gedanken genau vorhersagen können? Sie können das eben nicht – deshalb rate ich Ihnen dringend, es gar nicht erst zu versuchen und Ihre Zeit damit zu verschwenden (und zu merken, wenn Sie es doch tun). Sie müssen lediglich wissen: Es war nichts Persönliches, und das, was andere tun, hat überhaupt nichts damit zu tun, wie liebenswert Sie sind.

Die Erkenntnis, dass eine Überzeugung oder eine Grundursache auf Annahmen basiert, die Sie sich durch Gedankenlesen gebildet haben, kann Ihnen helfen, diese Überzeugung zu untergraben; oft haben negative Emotionen, die damit in der Vergangenheit assoziiert wurden, dann keine Berechtigung mehr.

Blinder Fleck Nummer 7: Es ist okay, dass ich glücklich bin.

Der Verlust eines geliebten Menschen verursacht oft Kummer; das ist für viele Menschen eine völlig natürliche Reaktion. Doch wenn der Kummer zu lange anhält, kann er die körperliche Gesundheit schädigen, die Vitalität beeinträchtigen und das Leben der überlebenden Person verkürzen.

Manche Leute bleiben in ihrem Kummer wie in einer Endlosschleife stecken; sie halten an ihrem Kummer fest, um so die Verbindung zu dem oder der Verstorbenen aufrechtzuerhalten, und meinen, wenn sie sich wieder besser fühlten, würden sie die verstorbene Person irgendwie entehren oder verlieren. Wenn Sie solchen Kummer haben, sollten Sie sich die folgende wichtige Frage stellen: *Würde diese geliebte Person wollen, dass ich trau-*

rig bin oder andere negative Emotionen verspüre, weil sie tot ist?
Erweisen Sie ihr die Ehre, indem Sie sie lieben und gleichzeitig mit sich in Frieden sind – das ist das, was sie sich wünscht.

Blinder Fleck Nummer 8: Jetzt kann ich für mich selbst sorgen.

Bei der Geburt waren Sie völlig von Ihren Eltern abhängig, die Sie fütterten, sauber machten und beschützten. Doch auch wenn Sie damals, als ganz kleines Kind, Ihre Eltern brauchten, sind Sie doch jetzt in einer Lebensphase, in der Sie sich selbst ernähren, sauber halten und für sich sorgen können. Das mag offensichtlich sein, doch viele Menschen haben in dieser Beziehung einen blinden Fleck. Sie halten an den negativen Emotionen gegenüber ihren Eltern fest, weil diese für sie als Kinder nicht da waren. Sie klammern sich an die Wut, Traurigkeit, Verletzungen oder Ängste ihrer Kindheit – als ob ihr Überleben immer noch von ihren Eltern abhinge.

Als Kind mögen solche Gefühle gerechtfertigt gewesen sein, aber als Erwachsene haben diese Emotionen ihr »Mindesthaltbarkeitsdatum« schon längst überschritten!

Das Warten auf eine Vergangenheit, die niemals kommt

Beständiger, subtiler Widerstand gegen das Verhalten Ihrer Eltern in der Vergangenheit kann sich zerstörerisch auf Ihre Gesundheit, Ihr Glück und Ihren Erfolg im Leben insgesamt auswirken. Dieser Widerstand wird durch einen mentalen blinden Fleck verursacht; Ihr Geist ist immer noch bestrebt, von Ihren Eltern etwas zu bekommen, obwohl Sie es heute gar nicht mehr brauchen.

Nehmen Sie sich einen Augenblick Zeit und erkennen Sie an, dass Sie inzwischen erwachsen sind. Sie können selbst für Kleidung und Nahrung sorgen und sich um sich kümmern (selbst wenn Sie nicht wollen!). Sie sind sehr gut in der Lage, selbst für Ihre Sicherheit und Ihr Überleben zu sorgen.

Sprechen Sie mir nun nach …

Ich kann mich um mich selbst kümmern, ich brauche meine Eltern nicht mehr, und auch wenn es mir nicht passt, wie sie mich aufgezogen haben, so haben sie mir doch beigebracht, wie ich mich um mich selbst kümmern, in dieser Welt sicher bestehen und gut zurechtkommen kann. Das habt ihr gut gemacht, liebe Eltern!

Blinder Fleck Nummer 9: Mitgefühl macht mich frei.

Mitgefühl ist eine Mischung aus bedingungsloser Liebe und Weisheit, die Fähigkeit und Bereitschaft, andere so zu lieben, wie sie sind, in dem Wissen, dass jeder Mensch auf dem Planeten sein Bestes gibt und sich Seelenfrieden und Liebe wünscht. Mitfühlen bedeutet: Wenn jemand es gerade schwer hat, leiden Sie nicht mit dieser Person mit und fühlen sich auch schlecht, sondern verweilen in Frieden in Ihrem wahren Selbst (dazu mehr in Teil Drei) und zeigen ihr, wie sie aus dem Loch wieder herauskommen kann.

Sich nicht auch schlecht zu fühlen klingt anfangs ein bisschen gefühllos, aber nur so können Sie anderen Menschen wirklich helfen. Wenn Sie der anderen Person immer nur ihr Leid bestätigen oder sich mit ihr aufregen, verstärken Sie lediglich deren Rechtfertigung dafür, in diesem Loch zu stecken – und dadurch halten deren schlechte Gefühle noch länger an. Das ist bestimmt nicht das, was Sie für diesen Menschen oder sich selbst wollen.

Stellen Sie sich vor, eine Freundin ruft Sie völlig erschüttert an, weil wieder einmal eine Beziehung kaputt gegangen ist.

Sie sagt: »Alle Männer sind Schweine, los, komm, lass uns ausgehen und uns betrinken!!!« Mitgefühl wäre nicht unbedingt derselben Meinung, denn diese Meinung wäre wohl nicht wirklich hilfreich. Wenn diese Person weiterhin schlechte Beziehungen aufbaut, ist es hilfreicher, ihr zu der Einsicht zu verhelfen, warum das passiert und was sie tun kann, um in Beziehungen mehr Liebe genießen zu können.

Viel besser ist es, Sie sagen mitfühlend, was Sie sehen, anstatt der Freundin blind zuzustimmen, die ganze Nacht über gescheiterte Beziehungen zu reden, dabei zu viel Wein zu trinken und am nächsten Tag mit einem Kater aufzuwachen (und womöglich die nächste, zum Scheitern verurteilte Beziehung eingegangen zu sein!).

Doch im Ernst: Was, wenn Sie missbraucht oder angegriffen wurden? Mitgefühl funktioniert auch dann ähnlich. Auch wenn solch schwierige Erfahrungen oft Gefühle des Verletztseins, der Traurigkeit oder der Angst hervorrufen, kann Mitgefühl von solchen giftigen Emotionen befreien.

Anstatt also über das, was jemand getan hat, wütend zu werden oder sich aufzuregen, sollten Sie um Ihres eigenen Friedens und Wohlbefindens willen bereit sein, eine mitfühlendere Perspektive einzunehmen. Auch diese Menschen wollen, genau wie Sie, glücklich sein, in dem Wissen, geliebt zu werden. Ausnahmslos jeder Mensch wünscht sich das letztendlich; diese Sehnsucht ist uns angeboren. Doch zum besagten Zeitpunkt in ihrem Leben wussten sie nicht, wie sie lieben oder glücklich sein könnten. Vielleicht hatten sie eine schwierige Kindheit und keine positiven Vorbilder und wussten deshalb nicht, wie sie Sie liebevoll hätten behandeln können? Vielleicht haben sie sich selbst nicht voll und ganz geliebt und haben deshalb Urteile auf Sie projiziert? Oder vielleicht waren sie Ihnen gegenüber so kritisch, weil sie Ihnen unbedingt die Chancen ermöglichen wollten, die sie selbst nicht hatten? Wer weiß? Versuchen Sie gar nicht erst, das zu begreifen, das würde nur in Gedankenleserei ausarten. Versuchen Sie stattdessen, diese Person, die für Sie problematisch ist, mit mitfühlenderen Augen zu sehen. Sie werden sich wundern, wie frei Sie dadurch sein können.

Blinder Fleck Nummer 10: Um das Gefühl zu haben, erwünscht zu sein, muss ich mich zuerst selbst wollen.

Eine der häufigsten ungesunden Überzeugungen, die durch die Mind Detox-Methode aufgedeckt werden, lautet: *Ich bin nicht erwünscht.* Sie stellt sich ein, weil ein Elternteil durch sein Verhalten dem Kind das Gefühl gegeben hat, unerwünscht zu sein; oder man fühlt sich unerwünscht von jemandem, dem man in einer intimen Beziehung starke Gefühle entgegenbringt. Das Gefühl, nicht erwünscht zu sein, führt oft zu allen möglichen destruktiven Verhaltensweisen, bringt Menschen dazu, sich in Beziehungen mit weniger zufriedenzugeben, als sie verdienen, und immer mehr zu leisten in dem Versuch, sich die Anerkennung der anderen zu versichern.

Überlegen Sie einmal: *Warten Sie vielleicht auf das Gefühl, von anderen erwünscht zu sein, während Sie sich die ganze Zeit eigentlich selbst nicht wollen?* Sie können nicht erwarten, von anderen erwünscht zu sein, wenn Sie sich nicht erst einmal selbst wollen. Selbst wenn Sie von anderen erwünscht sind, wird Ihr Geist, wenn Sie sich an die Überzeugung klammern, nicht erwünscht zu sein, all die Liebe, die Ihnen von anderen entgegengebracht wird, ausfiltern.

Um diesen blinden Fleck aufzulösen, müssen Sie die Möglichkeit akzeptieren, dass an Ihnen letztendlich nichts Verkehrtes ist. Dass Sie sich dafür entscheiden können, Ihre eigene Haut zu lieben, indem Sie die erlesene Schönheit Ihrer Einmaligkeit wertschätzen und anerkennen. Und, was am wichtigsten ist, sich selbst, so wie Sie sind, genügen. Diese Entscheidung können Sie jetzt treffen; dazu müssen Sie nicht warten, bis Sie sich verändern, verbessern oder Ihre Fehler ausmerzen. Dadurch können Sie in sich eine Liebe finden, die über der Meinung anderer Menschen steht.

Alles im Kosmos ist besser, wenn Sie sich die Erlaubnis erteilen, Sie selbst zu sein.

Und noch ein blinder Fleck zusätzlich: Ich war auch nicht gerade sehr liebevoll.

Manche Leute bleiben jahrelang ihrer Ablehnung und ihrem Groll verhaftet, weil jemand sie nicht so geliebt hat, wie sie ihrer Meinung nach hätten geliebt werden sollen. Und die ganze Zeit sehen sie darin einen guten Grund, weiterhin ein Opfer dieser anderen Person zu sein, die sie nicht genug liebte, die nicht für sie da war, nicht der Vater oder die Mutter war, die sie sich erhofft hatten, etc. Und sie fallen fast vom Stuhl, wenn ich sie frage: »Wie sehr haben *Sie* denn Ihre Eltern (oder wen auch immer) bedingungslos geliebt?«

Die nächste Frage lautet dann: »Haben Sie vielleicht darauf gewartet, bedingungslos geliebt zu werden, und haben diesen anderen Menschen selbst nicht bedingungslos geliebt? Wollten

Sie die ganze Zeit, dass die andere Person sich ändert? Wünschen Sie sich, dass die Menschen in Ihrem Leben sich verändern? Drängen Sie ihnen Ihre eigenen Überzeugungen auf? Was geschieht, wenn Sie ab sofort die anderen so sein lassen, wie sie sind? Keine Sorge, Sie müssen das, was diese Menschen tun, nicht lieben, aber lieben Sie um Ihrer selbst willen deren Herz.«

Was würde die Liebe tun?

Bei Problemen mit einer bestimmten Person können Sie sich auch die folgende sehr wirkungsvolle Frage stellen: *Was würde die Liebe tun?* Dadurch verschwinden Wut oder Groll ganz oft, und an ihre Stelle treten Güte und Sanftmut. Liebe ist bedingungslos, nicht verurteilend, freigebig und braucht absolut keine Gegenleistung.

Denken Sie daran: Liebe erfahren Sie, wenn Sie Liebe geben. Dank dieser wunderbaren Wahrheit können Sie im wahrsten Sinn des Wortes grenzenlose Liebe genießen. Warten Sie mit Ihrer Liebe für einen Menschen nicht, bis dieser Sie liebt. Vielleicht sind Sie genau die Person, die diesem Menschen zeigt, wie er bedingungsloser lieben kann. Seien Sie das Licht, das andere Menschen zurück nach Hause, zum Herzen führt.

So bringen Sie die Skala auf null

Wenn nach dem Auflösen des relevanten blinden Fleckens und der Verankerung und Anwendung dieser Erkenntnis auf Ihr ursächliches Ereignis und Ihre Grundursache die Punktezahl bei den Antworten auf die Fragen 5.1 oder 5.2. **höher als 0** ist, probieren Sie es mit den folgenden Tests:

Test Nummer 1: Lernen durch das Gegenmittel

Überlegen Sie einmal: *Ist durch das Lernen die negative Emotion nicht mehr gerechtfertigt?* Damit meine ich: Ist diese »Lektion« das Gegenmittel für den Grund, weswegen Sie sich schlecht fühlten? Wenn Sie beispielsweise »Angst vor dem Sterben« hatten, haben Sie dann die Lektion verankert »Ich habe überlebt«? Und wenn Sie noch keine »Gegenlektion« verankert haben, sollten Sie überlegen, was Sie jetzt lernen müssen, um die Grundursache ein für alle Mal zu untergraben und ihr die Grundlage zu entziehen.

Test Nummer 2: Grundursache

Hängt das ursächliche Ereignis mit weiteren Grundursachen zusammen? Haben Sie vielleicht an Ihrem Wutgefühl gearbeitet, aber sich nicht mit der Tatsache beschäftigt, dass Sie auch traurig oder ängstlich waren? Fragen Sie sich: *Was war noch im Zusammenhang mit dem Ereignis für mich problematisch?* Erforschen Sie anhand der Fragen zu Schritt Nummer 3 weitere Grundursachen und lösen Sie sie mit der Methode auf.

Test Nummer 3: Ursächliches Ereignis

Manchmal kommen mehrere Ereignisse zusammen und erzeugen eine ungesunde Überzeugung. In solchen Fällen müssen Sie jetzt vielleicht an einem anderen Ereignis arbeiten, welches früher oder auch später stattgefunden hat. Sie sollten sich fragen: *Welches andere Ereignis in meinem Leben ist die Ursache des Problems?* Verlassen Sie sich darauf, dass Ihnen ein oder mehrere Ereignisse in den Sinn kommen, an denen Sie arbeiten müssen, um mit der Vergangenheit Frieden zu schließen und jegliche ungesunden Überzeugungen, die Ihren Körper und Ihr Leben beeinträchtigen, zu heilen.

Noch mehr Tools für Ihre Heilung

Wenn ich mich mit eher heiklen Grundursachen und ursächlichen Ereignissen herumschlagen muss, verwende ich auch andere Heiltechniken, die ich inzwischen gelernt habe, unter anderem die folgenden:

- Emotional Freedom Technique (EFT)
- Decision Destroyer
- Teile-Integration
- Rosa-Licht-Technik
- Zielerreichungsprozess

In den nächsten beiden Kapiteln werden diese hocheffektiven Techniken beschrieben; sie können zusammen mit der Mind Detox-Methode angewandt werden.

Kapitel Sieben

Mind Detox
in Kombination mit EFT

Gezielter und effizienter Einsatz der Emotional Freedom Technique

Die Emotional Freedom Technique (EFT) wird oft als physiologische Akupunktur bezeichnet; EFT ist eine hochwirksame Methode zum Lösen von emotionalen Blockaden. Dabei werden, während bestimmte Punkte am Körper geklopft werden, die den Akupunkturpunkten entsprechen, kurze Sätze gesprochen, die mit dem zu lösenden Problem zu tun haben.

Die Wirksamkeit von EFT wurde in Tausenden von klinischen Fällen nachgewiesen. Ich konnte damit schon oft Menschen helfen, alle Arten von negativen Emotionen einfach und schnell loszulassen, ungesunde Überzeugungen zu verändern und sogar gesundheitliche Probleme zu heilen.

EFT in Kombination mit meiner 5-Schritte-Methode

Ich bekomme oft zu hören, dass Leute beim EFT sich nicht sicher sind, ob sie »beim Klopfen die richtige Problemaussage« sprechen. Oder sie verspüren zwar momentane Erleichterung, aber die negativen Emotionen kehren mit der Zeit zurück. Meiner Erfahrung nach können beide Probleme durch Kombination von EFT mit der Mind Detox-Methode gelöst werden.

Das Richtige klopfen

Konzentrieren Sie sich darauf, negative Emotionen loszuwerden, werden nach wie vor die Symptome Ihres Problems behandelt und nicht die Ursache. Um ein Problem ein für alle Mal zu lösen, müssen Sie unbedingt die auf Überzeugungen basierenden mentalen Rechtfertigungen auflösen. Sie setzen aufgrund dieser ungesunden Überzeugungen dem Leben Widerstand entgegen und erleben negative Emotionen. Solange Ihr Geist meint, er hätte gute Gründe für negative Gefühle, wenn bestimmte Umstände eintreten, dann scheint das Problem irgendwann »zurückzukommen«.

Doch wenn Sie lediglich Emotionen freigesetzt, die ungesunde Überzeugung aber nicht aufgelöst haben, war das Problem in Wirklichkeit gar nicht »ganz weg«.

Mit Hilfe der Mind Detox-Methode können Sie EFT sehr präzise anwenden, anstatt alles und jedes zu beklopfen. Meiner Erfahrung nach ist es unglaublich wirksam, die Aussagen zu den aufgedeckten Grundursachen zu beklopfen. Damit können Sie die mentalen Begründungen für schlechte Gefühle auflösen, sehr effektiv Frieden mit Ihrer Vergangenheit schließen und sich nachhaltig von Ihren Problemen befreien.

Anweisungen

Sobald Sie die Grundursache aufgedeckt haben (Schritte 1-3 meiner Methode), führen Sie bitte die folgenden Schritte aus:

Schritt Nummer 1: Der Einstimmungssatz

Klopfen Sie den sogenannten Karatepunkt an der Handkante und sprechen Sie dreimal den folgenden Einstimmungssatz:

Obwohl ich (nennen Sie die Grundursache), *liebe und akzeptiere ich mich.* Zum Beispiel: *Obwohl ich traurig bin, weil mein Papa mich verlassen hat, liebe und akzeptiere ich mich.*

Schritt Nummer 2: Klopfsequenz

Klopfen Sie sieben- bis neunmal alle nachfolgend aufgeführten Meridianpunkte und wiederholen Sie an jedem Punkt die Grundursache (siehe Diagramm 1 auf Seite 140; es zeigt die Lage der Meridianpunkte).

Die Meridianpunkte auf einen Blick

1 – Scheitelpunkt	8 – Achsel
2 – Augenbraue	9 – Leber
3 – neben dem Auge	10 – Daumen
4 – unter dem Auge	11 – Zeigefinger
5 – unter der Nase	12 – Mittelfinger
6 – Kinn	13 – Kleiner Finger
7 – Schlüsselbein	14 – Handkante

Schritt Nummer 3: Sequenz mit positiven Lektionen wiederholen

Nun klopfen Sie alle Meridianpunkte erneut sieben- bis neunmal (vom Scheitel bis zum kleinen Finger), sprechen dieses Mal aber an manchen Punkten positive Lektionen aus (siehe Kapitel 6); so können Sie gesündere Schlussfolgerungen »einklopfen«.

Schritt Nummer 4: Die emotionale Intensität neu bewerten

Atmen Sie nun tief ein und bewerten Sie das Problem erneut anhand der Fragen zu Schritt 5 der Mind Detox-Methode.

Die Grundursache austesten

Wo würde ich auf einer Skala von 10 bis 0 die alte Grundursache ansiedeln? 0 steht für »Die Emotion ist komplett verschwunden und ich hege neutrale Gefühle«.

Die Vergangenheit austesten: Wo würde ich auf einer Skala von 10 bis 0 das ursächliche **Ereignis ansiedeln? 0 steht für »Die Emotion ist komplett verschwunden und ich hege neutrale Gefühle«.**

Die Zukunft austesten: Stellen Sie sich eine Zeit in der Zukunft vor, in der etwas Ähnliches passieren könnte, und bemerken Sie, wie anders Sie dieses Mal reagieren.

Liegt Ihre Punktzahl über 0, wiederholen Sie bitte die Sequenz von 1–5 mit dem neuen Einstimmungssatz:

Obwohl ich immer noch »traurig bin, weil Papa mich verlassen hat, liebe, akzeptiere, schätze und respektiere ich mich voll und ganz und vergebe mir.« Sagen Sie dann beispielsweise an jedem Punkt: *Verbleibende »Traurigkeit, weil Papa mich verlassen hat«.*

Denken Sie daran: Wenn die Emotion nach der Durchführung von EFT noch immer über 0 liegt, gibt es bei Ihnen einen blinden Fleck, der diese Emotion rechtfertigt. Lesen Sie in diesem Fall Kapitel 6 und verankern Sie die Lektion, die Sie brauchen, damit Sie keine Rechtfertigung mehr für die negativen Emotionen in Hinblick auf das ursächliche Ereignis oder die Grundursache haben. Oder gehen Sie zu Kapitel 8; dort finden Sie weitere Techniken zur Heilung.

Diagramm 1: EFT-Punkte

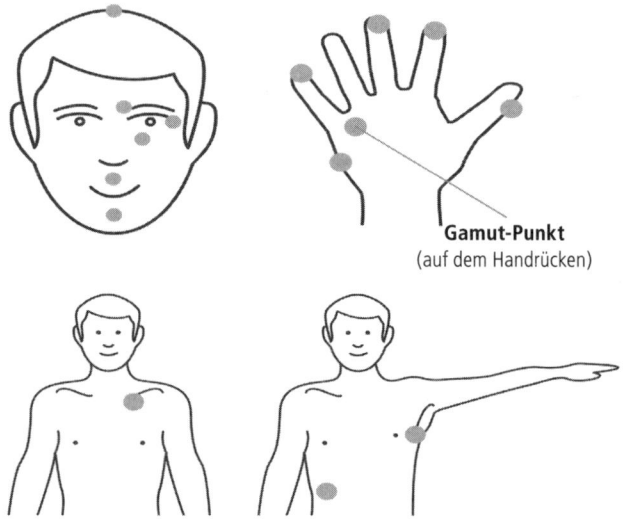

Gamut-Punkt
(auf dem Handrücken)

Kapitel Acht

Top-Tools für Heilung

Noch mehr Hilfsmittel für noch bessere Ergebnisse

In diesem Kapitel werden weitere Tools und Techniken vorgestellt, die ich sehr erfolgreich in meinen Mind Detox-Praxen und Retreats anwende:

- Decision Destroyer
- Teile-Integration
- Rosa-Licht-Technik
- Zielerreichungsprozess

Kurz zusammengefasst, hilft der sogenannte Decision Destroyer, ungesunde Überzeugungen zu transformieren. Mit der Teile-Integration können in Konflikt stehende Teile des Geistes, die eine Punktzahl von 0 verhindern, aufgespürt und integriert werden. Die Rosa-Licht-Technik heilt Ihre Beziehung zu sich selbst und anderen durch die mächtigste Heilkraft, die es auf dem Planeten gibt – die Liebe. Und der Zielerreichungsprozess löst geistig bedingte Blockaden auf, die Ihrem Erfolg im Leben eventuell im Wege stehen.

Tool Nummer 1: Decision Destroyer

Stellen Sie sich vor, wie Sie (oder ein Freund) eine ungesunde Überzeugung aussprechen, beispielsweise »Alle Menschen, die ich liebe, verlassen mich«, oder »Geldverdienen ist schwer«, oder »Ich kann nicht abnehmen«. Sie können die ungesunde Überzeugung mit ein paar Fragen anfechten und manchmal in Sekundenschnelle auflösen.

Interessanterweise geht der Bildung von Überzeugungen oft ein Moment voraus, in dem Sie bewusst oder unbewusst eine Entscheidung getroffen haben. Viele ungesunde Überzeugungen basieren also auf einem zuvor getroffenen ungesunden Entschluss. Mit dieser Übung können Sie (im Geist) in der Zeit zurückgehen, eine positivere Entscheidung fällen und somit auch zu einer gesünderen Überzeugung gelangen.

Anweisungen

Sagen Sie sich eine Weile die ungesunde Überzeugung im Geist vor und vertrauen Sie Ihrer ersten Antwort auf die folgende Frage: *Wann habe ich das beschlossen?*

Vielleicht kommen Ihnen eine Zahl und/oder eine Erinnerung in den Sinn. Die meisten Menschen, denen ich diese Frage stelle, erinnern sich überraschenderweise sofort an den genauen Zeitpunkt, als sie die ungesunde Überzeugung gebildet haben. Wenn Ihnen eine mögliche Erinnerung gekommen ist, fragen Sie weiter: *Und welchen Entschluss habe ich davor gefasst?*

Diese zweite Frage (mit der Sie immer weiter in der Zeit zurückgehen) stellen Sie so lange, bis Sie auf eine Entscheidung stoßen, die ganz und gar positiv und liebevoll ist. Wahrscheinlich haben Sie das Gefühl, Sie würden sich das nur ausdenken und es gäbe keine Möglichkeit, wirklich zu wissen, was Sie damals gedacht haben. Das ist völlig normal. Die Übung zielt darauf ab, Ihre Erinnerungen im Geist so lange zurückzuverfolgen, bis Sie auf eine positivere Entscheidung stoßen (die wahrscheinlich genau das Gegenteil von der ungesunden und unnützen Überzeugung ist!). Dann atmen Sie tief ein und kommen mitsamt der positiven Entscheidung in die Gegenwart zurück. Vertrauen Sie dabei auf Ihr Unbewusstes. Wenn Sie jetzt an die alte ungesunde Überzeugung denken, fühlt sie sich eventuell nicht mehr so wahr an.

Top-Tipp: Familienfreundlich

Diese Übung kann super ganz nebenbei mit Ihren Kindern am Esstisch ausgeführt werden oder mit einer Freundin bei einer Tasse Tee. Probieren Sie es einfach aus und haben Sie viel Spaß dabei!

Tool Nummer 2: Teile-Integration

In Konflikt stehende Teile stellen eine der häufigsten Blockaden bei der Heilung von ursächlichen Ereignissen oder Grundursachen dar. Bei einem solchen Konflikt will ein Teil von Ihnen das Problem loslassen und ein anderer Teil sich weiterhin daran klammern. Der festhaltende Teil ist wie Unkraut: Er kann mit der Zeit wachsen, und das Problem kommt dann eventuell zurück. Falls Sie in sich einen solchen blockierenden Konflikt vermuten, können Sie diese Übung anwenden.

Anweisungen

Schritt Nummer 1: Dem negativen Teil einen Platz geben

Sagen Sie:»Ich möchte den Teil, der an dem Problem festhalten will, auf einer meiner Handflächen Platz nehmen lassen.« Nun strecken Sie eine Hand vor sich mit der Handfläche nach oben aus, als ob dieser Teil herausgekommen wäre und nun auf Ihrer Handfläche säße.

Schritt Nummer 2: Dem positiven Teil einen Platz geben

Jetzt geben Sie dem Teil einen Platz, der das Problem loslassen will. Sagen Sie: »Ich möchte den Teil, der das Problem loslassen will, auf meiner anderen Handfläche Platz nehmen lassen.« Sie sollten jetzt beide Hände ausgestreckt vor sich halten, der eine Teil sitzt auf der einen, der andere Teil auf der anderen Hand.

Schritt Nummer 3: Das höchste positive Ziel des negativen Teils herausfinden

Beide Teile haben ein höchstes positives Ziel. Sie beginnen mit dem negativen Teil und fragen: »Zu welchem Zweck existiert dieser Teil?« Fragen Sie weiter: »Zu welchem Zweck … (einschließlich der Antwort auf die vorherige Frage)«, bis Sie für den negativen Teil ein positives Ziel identifizieren. Zum Beispiel: »Zu welchem Zweck an der Angst vor Versagen festhalten?« Fragen Sie also weiter, dann stellt sich vielleicht heraus, dass das Ziel darin besteht, »in Sicherheit zu sein«, damit Sie »überleben«, »am Leben bleiben«, ein »gutes Leben haben« und letztendlich »glücklich sind«. Gemäß dieser Logik besteht das höchste Ziel darin, glücklich zu sein.

Schritt Nummer 4: Das höchste Ziel des positiven Teils herausfinden

Nun machen Sie dasselbe mit dem positiven Teil, bis Sie *dasselbe* höchste Ziel identifizieren. Fragen Sie: »Zu welchem Zweck existiert dieser Teil?« Fragen Sie immer weiter: »Zu welchem

Zweck ... (einschließlich der Antwort auf die vorherige Frage)«, bis Sie für den positiven Teil ein optimales Ziel identifizieren. Zum Beispiel: »Zu welchem Zweck die Angst vor Versagen loslassen?« Fragen Sie also weiter, dann stellt sich vielleicht heraus, dass das Ziel darin besteht, »das zu tun, was Sie wollen«, damit Sie »unternehmungslustiger sind«, »mehr ausprobieren« und letztendlich »glücklich sind«. Gemäß dieser Logik besteht das höchste Ziel darin, glücklich zu sein.

Schritt Nummer 5: Das höchste positive Ziel im Inneren integrieren

Nun integrieren Sie das einheitliche höchste Ziel im Körper (wo auch immer es sich richtig anfühlt) und verankern es mit tiefem Atmen.

Schritt Nummer 6: Die Arbeit noch einmal testen

Testen Sie Ihre Arbeit noch einmal anhand von Schritt 5 der Mind Detox-Methode. Eventuell fühlen sich die Emotionen nun neutral oder sogar positiv an.

Tool Nummer 3: Rosa-Licht-Technik

Dies ist eine uralte Technik und kann für die Heilung von Beziehungen, von jeglichem Schmerz und von dem Leid zwischen der Person, die die Technik anwendet, und dem jeweiligen Thema verwendet werden. Und soweit man weiß, hat sie noch nie versagt.

Anweisungen

Schritt Nummer 1:

Versetzen Sie sich in einen liebevollen Raum. Denken Sie an eine Zeit, in der Sie sich geliebt fühlten.

Schritt Nummer 2:

Stellen Sie sich nun mit Ihrem geistigen Auge vor, wie rosafarbenes, liebevolles Licht von Ihrem Herzen ausstrahlt und Sie mit einer rosafarbenen Kugel umhüllt.

Schritt Nummer 3:

Verweilen Sie in der rosafarbenen Lichtkugel. Rufen Sie nun eine sehr liebevolle Erinnerung an sich selbst wach (in letzter Zeit oder auch aus der Kindheit) und projizieren Sie diesen Aspekt Ihrer selbst aus der rosafarbenen Lichtkugel hinaus. Bedecken Sie diese Selbstprojektion mit dem rosafarbenen, liebevollen Licht, welches nach wie vor von Ihrem Herzen ausstrahlt.

Schritt Nummer 4:

Nun visualisieren Sie zunächst Ihre Familie – Mutter, Vater, Geschwister, Partner, Kinder – einzeln vor sich außerhalb der rosafarbenen Lichtkugel. Es sollte, wenn möglich, ein Bild auf Basis einer liebevollen Erinnerung sein. Stellen Sie sich geistig vor, wie Sie jeden Einzelnen mit rosafarbenem Licht umhüllen, wie Zuckerglasur auf einem Kuchen. Hüllen Sie die jeweilige Person in Licht ein, lassen Sie sie dann los und fahren Sie mit der nächsten Person fort. Wenn Ihnen zu jemandem kein Bild mit einer liebevollen Erinnerung einfällt, visualisieren Sie die Person einfach vor sich. Wenn das nicht geht, lassen Sie die

Person etwas entfernt von sich stehen und/oder visualisieren sie diese mit abgewandtem Gesicht.

Schritt Nummer 5:

Führen Sie diese Technik nun mit allen Menschen aus, die Sie immer noch emotional belasten oder die Ihnen zu schaffen machen.

Schritt Nummer 6:

Visualisieren Sie nun weitere Personen, die in Ihren Gedanken auftauchen (egal, ob Sie sie kennen oder nicht), hüllen Sie diese in das rosafarbene liebevolle Licht ein und lassen Sie sie dann los.

Anmerkung: Anfangs sollte dieser Prozess nicht länger als zehn Minuten täglich dauern und sich schließlich auf fünf verkürzen. Wenn Sie das rosafarbene Licht nicht visualisieren können, macht das nichts; wichtig ist die Intention. Wenn Sie die Übung mit einer Person abgeschlossen haben, lassen Sie es mit dieser Person für diesen Tag gut sein. Sie werden spüren, wenn Sie mit jemandem »fertig« sind und keine Anwendung mehr nötig ist. Manche Leute werden sich dabei eine Weile nicht blicken lassen, andere tauchen womöglich ganz unerwartet auf, um das rosafarbene Licht zu empfangen.
Diese Technik wurde sehr erfolgreich bei Menschen eingesetzt, die vergewaltigt, belästigt oder missbraucht wurden. Kinder, die von zu Hause weggelaufen waren, konnten mit Hilfe dieser Technik schon nach wenigen Wochen wieder mit ihrer Familie Verbindung aufnehmen. Den meisten Menschen fällt diese Technik ziemlich leicht, doch manche haben Schwierigkeiten mit dem dritten Schritt, meiner Erfahrung nach vor allem

Krebspatienten. Gehen Sie sanft mit sich um und freuen Sie sich über die Ergebnisse.

Tool Nummer 4: Zielerreichungsprozess

Überzeugungen können entweder hilfreich oder hinderlich sein. Mit diesem Tool können Sie in einem ersten Schritt bewerten, wie stark Sie davon überzeugt sind, Ihr Ziel erreichen zu können. Wenn sich zeigt, dass Sie nicht vollkommen davon überzeugt sind, sollten Sie anhand der Mind Detox-Methode diese nutzlose Überzeugung auflösen und dann eine wunderbare Visualisierung in der Zukunft verankern.

Anweisungen

Schritt Nummer 1: Klarheit über das Ziel gewinnen

Klarheit ist Kraft. Was wollen Sie? Den Partner Ihres Lebens kennenlernen, mehr Geld verdienen, gesünder werden, eine Beziehung verbessern oder sonst etwas? Bekunden Sie jetzt, was Sie erreichen möchten.

Schritt Nummer 2: Die derzeitige Überzeugung bewerten

Welche Punktzahl würden Sie Ihrer derzeitigen Überzeugung auf einer Skala von 0 bis 10 geben? 10 steht für Ihre Überzeugung, Ihr Ziel erreichen zu können.

Vergeben Sie keine 10 Punkte? Dann hegen Sie vermutlich eine unnütze Überzeugung, die Ihre Zielerreichungsfähigkeit untergräbt. Befreien Sie sich mit den Schritten 3 bis 5 von dieser ungesunden Überzeugung. Und wenn Sie gleich beim ersten

Mal 10 Punkte erreichen und das Gefühl haben, Ihr Ziel auf jeden Fall zu erreichen, machen Sie direkt mit Schritt 6 weiter.

Schritt Nummer 3: Klarheit über unnütze Überzeugungen gewinnen

Was kommt Ihnen beim Gedanken an das Erreichen Ihres Ziels als Erstes in den Sinn? Unnütze Überzeugungen sind beispielsweise: *Ich bin nicht liebenswert, Geldverdienen ist schwer* und *Ich werde nie ganz gesund werden.* Suchen Sie nach potenziellen Überzeugungen, die der Zielerreichung eventuell im Wege stehen.

Schritt Nummer 4: Überzeugungen transformieren

4.1 Welches Ereignis in Ihrem Leben ist die Ursache für Ihre nutzlose Überzeugung? Hier geht es um das erste Ereignis, welches, wenn es geklärt wird, die Überzeugung zum Verschwinden bringt. Wie alt waren Sie zu dem Zeitpunkt? Vertrauen Sie Ihrer ersten Antwort.
Nennen Sie nun Ihr Alter.

4.2 Welche Person, welcher Ort oder welche Sache kommt Ihnen, wenn Sie an diese Zeit denken, als Erstes in den Sinn? Vertrauen Sie auf Ihre erste Antwort und lassen Sie die Erinnerung daran nun hochkommen.

4.3.1 Was war an dem Ereignis problematisch für Sie? Welche Gefühle löste das Ereignis bei Ihnen aus?

4.3.2 Was war an dem Ereignis für Sie letztendlich das Problem? Notieren Sie die Grundursache in einem Satz: – Emotion + Grund.

4.3.3 Wie würden Sie Ihre Grundursache auf einer Skala von 0 bis 10 bewerten? 10 steht für »starke Emotion, die sich wahr anfühlt«.

4.4.1 Was wissen Sie inzwischen, was (nennen Sie die Grund-ursache) gar nicht erst ausgelöst hätte, wenn Sie es damals gewusst hätten?

4.4.2 Was hätten Sie glauben müssen, damit das für Sie kein Problem gewesen wäre?

Wenden Sie die Übung »Das Wissen verankern« auf Seite 110 an.

4.5.1 Testen Sie die Grundursache: Wie bewerten Sie die alte Grundursache auf einer Skala von 10 bis 0? 0 steht dabei für »Die Emotion ist komplett verschwunden und ich hege neutrale Gefühle.«

4.5.2 Die Vergangenheit testen: Wie bewerten Sie das ursächliche Ereignis auf einer Skala von 10 bis 0? 0 steht dabei für »Die Emotion ist komplett verschwunden und ich hege neutrale Gefühle.«

4.5.3 Die Zukunft testen: Denken Sie an einen Zeitpunkt in der Zukunft, zu dem etwas Ähnliches passieren könnte, und stellen Sie fest, wie unterschiedlich Sie dieses Mal darauf reagieren.

Schritt Nummer 5: Ein Ziel in der Zukunft verankern

Dieser abschließende Schritt dauert etwa eine Minute und sollte zwei- bis dreimal täglich ausgeführt werden, bis das Ziel erreicht ist. Damit senden Sie eine beständige Botschaft an Ihre Kör-per-Welt und teilen mit, was Sie sich wünschen.

5.1 Stellen Sie sich vor, was Sie sehen, hören, spüren, riechen und schmecken werden, wenn Sie Ihr Ziel erreicht haben.

5.2 Halten Sie die Hände vor sich und stellen Sie sich vor, das Bild des Gewünschten sanft auf Ihre Handflächen zu legen.

5.3 Seien Sie ein paar Augenblicke so dankbar, als ob das in Ihrem Leben bereits Einzug gehalten hätte.

5.4 Atmen Sie dreimal tief und hauchen Sie diesem Wunschbild damit Leben ein.

5.5 Stellen Sie sich nun vor, wie das Wunschbild ganz mühelos hochsteigt und in Ihre Zukunft fliegt, wo es sich zu einer Zeit manifestiert, die für Sie wirklich perfekt ist.

»*Über Entschlusskraft und Schöpfung gibt es eine
grundlegende Wahrheit. Die Unkenntnis davon
zerstört unzählige Ideen und großartige Pläne.
In dem Augenblick, in dem man sich endgültig
einer Aufgabe verschreibt, bewegt sich die
Vorsehung auch. Alle möglichen Dinge, die sonst
nie geschehen wären, ereignen sich, um einem zu
helfen. Ein ganzer Strom von Ereignissen wird
in Gang gesetzt durch diese Entscheidung, und
er sorgt zu den eigenen Gunsten für zahlreiche
unvorhergesehene Zufälle, Begegnungen und
Hilfen, die sich kein Mensch vorher je so erträumt
haben könnte.*«

W. H. MURRAY, »THE SCOTTISH HIMALAYA EXPEDITION«, 1951

»*Was immer du tun kannst
oder wovon du träumst,
beginne es.
Kühnheit trägt Genius,
Macht und Magie in sich.*«

JOHANN WOLFGANG VON GOETHE

Zum Abschluss

Die ultimative Entgiftung
des Geistes

Liebe heilt alles (oder Sie sind eins mit der Liebe)

Bei den meisten meiner Mind Detox-Klienten liegt der Kern ihrer Probleme im Wunsch, geliebt zu werden, und dem Gefühl, auf die eine oder andere Weise im Stich gelassen worden zu sein. Egal, ob es sich derzeit um ein gesundheitliches, emotionales oder Lebensproblem handelt, ist Liebe sehr oft das heilende Gegenmittel. Und egal, wie traumatisch das vergangene, emotionale Ereignis war, ist auch hier Liebe das Gegenmittel. Und egal, aus welchem Land und welcher Kultur diese Menschen kommen, wie alt sie sind und welchen Hintergrund sie haben, scheint Liebe die bei Weitem stärkste Kraft auf dem Planeten zu sein, die Wunderheilungen vollbringen kann. Deshalb wollen wir zum Abschluss erforschen, wie Sie mehr Liebe in Ihr Leben bringen können.

Liebe an den falschen Stellen suchen

Fast alle Leute, die ich kenne, wurden dazu erzogen, im Außen nach Liebe zu suchen. Voller Unschuld (weil sie es nicht besser wussten) vermitteln Eltern, Lehrer und Kameraden mit ihrem Handeln den Eindruck, Liebe sei etwas, das Sie von außen »bekommen«, statt einer sanften Präsenz, welche Ihnen immer innewohnt.

Wegen dieser Konditionierung tappt man häufig in diese Falle und arbeitet hart daran, durch den richtigen Körper, eine erfolgreiche Karriere, viele Freunde, die Familie und natürlich den einen, ganz besonderen Menschen Liebe zu »bekommen«. All das kann zwar wunderbar sein, doch das als Ihre *Quelle der Liebe* zu betrachten, kann zu Frustration, Angst, Verletzungen, Traurigkeit und Einsamkeit führen und sehr viel unnötigen Stress und Leid bewirken. Aber das ist noch nicht alles; aufgrund der ungesunden Überzeugung, Liebe müsse mit bestimmten Taten errungen werden, »spielen« viele Menschen ganz unabsichtlich eine Rolle, um liebenswert zu sein. Sie beeinflussen sich selbst, um die Erwartungen anderer und der Gesellschaft zu erfüllen, und bei diesem Prozess der Anpassung verlieren sie ihre Einzigartigkeit.

Die ultimative Lebenslektion

Wie mir meine Erfahrungen mit Hunderten von Mind Detox-Sitzungen in meinen Praxen und Retreats gezeigt haben, ist eine Grundüberzeugung der Kern der meisten Probleme: nämlich die Überzeugung, man sei von der inneren Quelle der Liebe abgespalten und müsste deshalb etwas *tun*, um liebenswert zu *sein* bzw. Liebe zu »bekommen«. Diese Überzeugung wird meist bereits in jungen Jahren ausgebildet und lässt die Menschen im Außen nach Liebe suchen. Sie meinen, sie müssten beweisen, wie liebenswert sie sind, indem sie sich ein bestimmtes Aussehen aneignen und sich auf gewisse Weise verhalten. Doch selbst wenn sie von außen Liebe erhalten, sind sie am Ende doch oft enttäuscht – nicht weil sie nicht geliebt werden, sondern weil die »äußere Liebe« nie so innig oder erfüllend ist wie die Liebe, die im eigenen Herzen zu finden ist. Und so scheint natürlicherweise die ultimative Lebenslektion, die fast alle Menschen, die ich kenne, zu irgendeinem Zeitpunkt ihres Leben lernen sollten, darin zu bestehen, diese innere Liebe zu finden.

Auf der Reise der Heilung neue Höhen erklimmen

Die Entdeckung, dass Sie nicht von der Liebe getrennt sind, kann sich sehr schnell zu Ihren Gunsten auswirken. Anstatt sich verändern zu müssen, um sich *irgendwann* geliebt zu fühlen, können Sie sich *unverzüglich* gleich jetzt mit einer inneren liebenden Präsenz verbinden. Überlegen Sie einmal kurz, welche Auswirkungen diese erstaunliche Möglichkeit hätte. Sie müssen nichts an sich (oder anderen) korrigieren, verändern und verbessern, um eines Tages Liebe zu erfahren. Liebe ist Ihnen vielmehr angeboren; nehmen Sie dieses Geburtsrecht für sich in Anspruch, und Sie können sich sozusagen sogleich eine innere Liebe erschließen, die *bereits da* ist.

Bemühen Sie sich nicht mehr, geliebt zu werden, und entdecken Sie stattdessen, dass Sie die Liebe sind.

Stellen Sie sich vor, Sie wüssten, dass Sie Liebe immer in sich tragen, und würden diese innere Präsenz der Liebe tagtäglich erleben. Wie anders wäre dann wohl Ihr Leben?

Wäre Ihnen ein erfolgreiches Image dann so wichtig? Würden Sie sich darum kümmern, was andere Leute über Sie denken? Würden Sie weiterhin einer Arbeit nachgehen, die Sie nicht glücklich macht? Würden Sie mit Leuten zu tun haben, die Sie schlecht behandeln? Oder würden Sie sich freier fühlen, das zu sein, zu tun und zu haben, was Ihr Herz zum Singen bringt?

Schluss mit Bedingungen für die Liebe

Die Liebe, die Sie sich wünschen, ist bedingungslos und hat nichts damit zu tun, ein bestimmtes Aussehen zu haben, einem bestimmten Standard zu genügen oder sich auf besondere Weise zu verhalten. Liebe ist Ihr Geburtsrecht als menschliches Wesen.

Liebe entsteht, wenn Sie das »was ist« zulassen – gleich jetzt.

Eine Möglichkeit, sehr schnell und auf der Stelle mehr Liebe zu genießen, ist das spielerische Loslassen von Gründen oder Bedingungen für die Liebe – sich selbst und Ihr Leben gut genug sein zu lassen, genauso wie es ist. Sie fühlen Liebe, wenn Sie Liebe geben; je mehr Liebe Sie zu verschenken bereit sind, desto mehr Liebe können Sie also erfahren. Durch das Aufgeben von Bedingungen haben Sie ganz selbstverständlich mehr Gelegenheiten zu lieben. Erforschen Sie diese wunderbare Chance mit den nachfolgend beschriebenen Spielen:

Spiel Nummer 1: Auf vollkommene Weise unvollkommen

Spielen Sie dieses Spiel, um einmal Pause zu machen davon, sich zu bewerten – als gut oder schlecht, richtig oder falsch, liebenswert oder nicht. Nirgendwo steht in Stein gemeißelt, Sie *müssten* so oder so sein. Egal also, wie Sie oder Ihr Leben gerade sind, ist es auf vollkommene Weise unvollkommen.

Ihre Vorstellung, das Leben müsse anders sein, bevor es vollkommen liebenswert sei, ist genau das – eine Vorstellung.
Lassen Sie diese Vorstellung los, um Liebe fließen zu lassen.

Überlegen Sie einmal: Haben Sie eine Vorstellung, wie Ihr Leben idealerweise sein sollte? Gibt es eine Lücke zwischen dem, wie es gerade läuft und wie es Ihrer Meinung nach laufen sollte? Wenn das Leben nicht zu Ihren Idealvorstellungen im Kopf passt, dann warten Sie wahrscheinlich unnötigerweise zu lange, bis Sie es lieben.

Zeichnen Sie auf ein Blatt Papier in die Mitte eine senkrechte Linie. Schreiben Sie auf der einen Seite auf, wie Sie, Ihr Körper und Ihre Lebensumstände derzeit sind. Auf der anderen Seite notieren Sie, wie Sie, Ihr Körper und Ihre Lebensumstände Ihrer Meinung nach sein *sollten*. Und dann sollten Sie sich klarmachen: Auch wenn Sie eine Vorstellung von Ihrem Super-Ich und Ihrem idealen Leben haben, sind Sie doch weder ein Versager noch weniger liebenswert, wenn Sie Ihren im Kopf gehegten Bedingungen und Vorstellungen nicht genügen.

Nun begnügen Sie sich für den Augenblick einmal mit Ihrem Körper, Ihrer Karriere, Ihren Finanzen, Ihren Beziehungen und Ihrem Leben genauso, wie sie gerade sind. Wenn das alles anders sein sollte, dann wäre es auch anders. In Zukunft mag sich etwas daran ändern, doch sich jetzt mit der Liebe wieder zu verbinden bedeutet auch, es für diesen Augenblick so in Ordnung sein zu lassen. Legen Sie eine Pause ein, etwas korrigieren, verändern oder verbessern zu wollen. Lassen Sie sich so sein, wie Sie sind, und lassen Sie das, was gerade passiert, einfach so geschehen. Dann verspüren Sie vielleicht innerlich Erleichterung und Entspannung; und bei näherem Hinschauen stellen Sie vielleicht fest, dass die Essenz Ihres Wesens Liebe ist.

Spiel Nummer 2: Ein und dieselbe Liebe

Ihrem Gefühl nach erleben Sie positive und negative Emotionen; doch einmal die Möglichkeit ins Auge zu fassen, dass es in Ihnen letztendlich nur eine einzige Energie gibt, kann sehr befreiend wirken. Diese Energie schwankt einfach nur mit unterschiedlicher Intensität. Ja, ich gebe zu, manchmal ist die innere liebevolle Energie eher subtil und manchmal intensiv, und natürlich fühlt sie sich manchmal gut und manchmal unangenehm an.

Dennoch sollten Sie sich einmal fragen: Würden Sie dem, was Sie gerade fühlen, Widerstand entgegensetzen, wenn Sie wüssten, dass es sich dabei um Liebe handelt? Wie wäre es für Sie, von innen geliebt zu werden? Würden Sie dieser liebevollen Energie Widerstand leisten oder sie in sich zulassen?

Legen Sie Ihre Hand auf Ihr Herz, atmen Sie tief und lassen Sie alle Emotionen, egal welche, zu, als ob Sie bereits wüssten, dass diese Energie die in Ihnen präsente Liebe ist.

Spiel Nummer 3: OM Liebesmeditation

Ich persönlich habe die innere Quelle der Liebe durch meine tägliche Meditation entdeckt. Durch regelmäßiges Meditieren entwickeln Sie ein höheres Gewahrsein Ihres inneren Seins und entdecken, dass die Essenz Ihres Wesens die Liebe ist.

Es gibt nichts mit OM Vergleichbares

OM ist die Schwingung der Schöpfung und gilt als die allererste Bewegung, die aus der Bewegungslosigkeit, der erste Klang, der aus dem Schweigen, und das erste Etwas, das aus dem Nichts entsteht. Gedanken dagegen sind im Wesentlichen nicht manifestierte Möglichkeiten, die Samen der Schöpfung. Damit sind

Ihre Gedanken eines der machtvollsten Werkzeuge, um Wünsche schöpferisch Wirklichkeit werden zu lassen.

Richten Sie Ihre Aufmerksamkeit auf OM und damit auf die unendliche Schöpferkraft aus. Das kann unglaublich kraftvoll sein. Egal, mit welchen Gedanken im Kopf Sie OM zusammenbringen – Sie können sie dadurch schöpferisch manifestieren. Um die Kraft von OM für sich zu nutzen, können Sie »OM-Gedanken« verwenden. Wünschen Sie sich mehr Liebe, dann ist »OM Liebe« ein sehr kraftvoller OM-Gedanke.

Um bestmögliche Ergebnisse zu erzielen, denken Sie tagsüber mit offenen Augen »OM Liebe«, aber nicht unaufhörlich wie ein Mantra, sondern nur immer wieder zwischendurch, wenn Sie daran denken. Sie wollen kein Gefühl erzwingen; es funktioniert auch, wenn Sie meinen oder das Gefühl haben, das wäre nicht der Fall. Jedes Mal, wenn Sie den OM-Gedanken denken, bewässern Sie die Samen Ihrer Intentionen, denn Sie richten damit Ihre Aufmerksamkeit auf die Kraft des Universums aus. Nachfolgend stehen Anweisungen für eine Meditation mit geschlossenen Augen.

Meditation

mit geschlossenen Augen

Schritt Nummer 1: Machen Sie es sich bequem

Setzen Sie sich bequem auf einen Stuhl, ein Sofa oder auch auf Ihr Bett. Tragen Sie locker sitzende Kleidung. Stützen Sie sich mit Kissen ab und wickeln Sie sich in eine Decke, falls Sie eventuell frieren könnten. Machen Sie es sich also einfach bequem.

Schritt Nummer 2: Zulassen

Nun schließen Sie behutsam die Augen, bleiben jedoch wach. Lassen Sie vom Hier und Jetzt aus Ihre Aufmerksamkeit umfassend auf allem ruhen, was in Ihrem Geist gerade passiert, ganz mühelos, ohne Anspannung oder Anstrengung. Beobachten Sie ganz leicht, sanft und bequem weiterhin den Fluss Ihrer Gedanken im Geist – wie vorbeiziehende Wolken am weiten Himmel.

Schritt Nummer 3: Liebevoll sein

Denken Sie nun sanft »OM Liebe« und lassen den Gedanken dann los. Versuchen Sie nicht, ihn im Geist festzuhalten. Bleiben Sie einfach wach und aufmerksam und beobachten Sie, was in Ihrem Gewahrsein passiert. Nach einer Weile werden Sie merken, dass der Geist aktiv geworden ist und Sie zu denken begonnen haben. Das ist ganz natürlich und eine tief sitzende Gewohnheit, stressen Sie sich also nicht deswegen. Wenn Ihnen auffällt, dass Sie zu denken angefangen haben, kehren Sie einfach wieder sanft zu dem Gedanken »OM Liebe« zurück. Während der restlichen Meditation wechseln Sie langsam vom Gewahrsein und dem Gedanken »OM Liebe« zum bewussten Wahrnehmen des beginnenden Denkens und zurück zum Gedanken »OM Liebe«, zum bewussten Wahrnehmen … etc. immer hin und her, ganz mühelos. Diese angenehme Meditationstechnik kann Ihnen helfen, die Ihnen innewohnende Liebe wiederzuentdecken.

Ein Leben in Liebe

Alles existiert in einem beständigen Kontext der Liebe. Bringen Sie Ihre Aufmerksamkeit zurück in die Gegenwart und entdecken Sie eine innere Präsenz. Je öfter Sie diese Spiele üben, desto klarer wird Ihnen, dass diese Präsenz Liebe ist: grenzenlose, reine, bedingungslose Liebe. Wenn Sie in Ruhe sind, im vollen Gewahrsein Ihres Seins, dann leben Sie in Liebe, und Geschehnisse, die Sie früher als Probleme betrachtet haben, werden zu Gelegenheiten, die Sie lehren, wie Sie noch bedingungsloser lieben können.

Das Wissen darum, dass Sie eins sind mit der inneren Quelle der Liebe, ist die bei Weitem wirksamste Möglichkeit, die verborgene Ursache zu heilen.

Die 5-Schritte-Methode auf einen Blick

Wichtige Schlüsselbegriffe

Ursächliches Ereignis (Root-Cause Event, RCE)
Das ausschlaggebende emotionale Erlebnis aus Ihrer Vergangenheit.

Grundschlussfolgerung
Die Schlussfolgerung, die Sie infolge des ursächlichen Ereignisses zogen.

Grundursache (Root-Cause Reason, RCR)
Der Grund dafür, warum das ursächliche Ereignis für Sie problematisch war. Das ist ein kurzer Satz mit einem emotionalen Element und dem Hauptgrund bzw. den Hauptgründen, weshalb Sie sich so fühlten.

Ungesunde Überzeugung
Sie entspricht der Grundschlussfolgerung. Das Wort »Überzeugung« verwende ich, weil die Leser mit diesem Begriff eher vertraut sind. Wie Sie feststellen werden, stammen alle ungesunden Überzeugungen von einer oder mehreren Grundursachen ab.

Die 5-Schritte-Methode auf einen Blick

Teil Eins: Ungesunde Überzeugungen aufdecken

1. **Das ursächliche Ereignis auffinden** *(WANN fing es an?)*
   Frage: Welches Ereignis in meinem Leben ist die Ursache des Problems, das erste Ereignis, welches, wenn es erst einmal gelöst ist, das Problem zum Verschwinden bringt? Und wenn ich es wüsste, wie alt war ich zu diesem Zeitpunkt?

2. **Den Kontext klären** *(WAS passierte?)*
   Frage: Welche Person, welcher Ort, welches Ereignis oder welche Sache kommt mir als Erstes in den Sinn, wenn ich an diese Zeit denke?
   Tiefer gehende Fragen: Wer war dabei? Wo war ich? Was geschah?

3. **Die Grundursache aufdecken** *(Warum war das ein Problem?)*

3.1 Fragen zur Emotion: Was an dem Geschehen war für mich problematisch? Wie fühlte ich mich dadurch?

3.2 Frage zur Grundursache: Was an dem Geschehen verursachte letztendlich dieses Gefühl in mir?

3.3 Frage zur Bewertung der Grundursache(n): Wie würde ich (nennen Sie die Grundursache) auf einer Skala von 0 bis 10 bewerten? 10 steht für »sehr intensiv und fühlt sich wahr an«.

Teil Zwei: Die ungesunden Überzeugungen transformieren

4. Durch neue Informationen zu neuen Schlussfolgerungen gelangen *(Warum ist das jetzt kein Problem mehr?)*

4.1 Aus der Vergangenheit lernen – Frage: Durch was von dem, was ich heute weiß, hätte ich (nennen Sie die Grundursache) damals gar nicht erst so empfunden, wenn ich es gewusst hätte?

4.2 Aus der Zukunft lernen – Frage: Kann ich eines Tages beim Gedanken an dieses vergangene Ereignis in Frieden sein? Wenn ja, wann? Und was von dem, was ich zu diesem Zeitpunkt in der Zukunft wissen werde, wird es mir dann ermöglichen, Frieden zu schließen?

4.3 Vom blinden Fleck lernen – Frage: Was durfte ich *nicht* wissen, damit das ein Problem sein konnte?
Tiefer gehende Frage: Und welche Überzeugung musste ich hegen, damit das ein Problem sein konnte? (Hilfe zur Aufdeckung von Schlussfolgerungen)

Wenn Sie eine positive, liebevolle Lektion finden, die es Ihnen unmöglich macht, wegen des ursächlichen Ereignisses oder der Grundursache nach wie vor negative Emotionen zu hegen, machen Sie die Übung »Das Wissen verankern, S.110«.

Teil Drei: Die Arbeit austesten

5. Prüfen, ob die Grundursache aufgelöst ist
   (Positive emotionale Domino-Effekte anerkennen)

5.1 Die Grundursache testen: Wie bewerte ich die alte Grundursache auf einer Skala von 10 bis 0? 0 steht dabei für »Die Emotion ist komplett verschwunden und ich hege neutrale Gefühle.«

5.2 Die Vergangenheit testen: Wie würden Sie das ursächliche Ereignis auf einer Skala von 10 bis 0 bewerten? 0 steht dabei für »Die Emotion ist komplett verschwunden und ich hege neutrale Gefühle.«

5.3 Die Zukunft testen: Denken Sie an einen Zeitpunkt in der Zukunft, zu dem etwas Ähnliches passieren könnte, und stellen Sie fest, wie unterschiedlich Sie diescs Mal darauf reagieren.

Mind Detox zum Selbermachen

WANN Das Alter bestimmen	Welches Ereignis in meinem Leben ist die Ursache des Problems, also das erste Ereignis, welches, wenn es erst einmal gelöst ist, das Problem zum Verschwinden bringt? Und wenn ich es wüsste, wie alt war ich zu diesem Zeitpunkt?
WAS Grundauslöser	Welche Person, welcher Ort, welches Ereignis oder welche Sache kommt mir als Erstes in den Sinn, wenn ich an diese Zeit denke?
WARUM Grundursache	Welches Gefühl löste das Geschehen in mir aus? Was an dem Vorfall verursachte letztendlich dieses Gefühl?
WARUM NICHT Liebevolles Lernen	Durch was von dem, was ich heute weiß, hätte ich damals gar nicht erst so negative Emotionen empfunden, wenn ich es gewusst hätte?
Wenden Sie jetzt die Übung »Das Wissen verankern« an (Seite 110)	

Die 20 häufigsten ungesunden Überzeugungen

(und die damit zusammenhängenden Grundursachen)

Wie ich in Hunderten von Mind Detox-Sitzungen festgestellt habe, geht es immer wieder um dieselben ungesunden Überzeugungen, unabhängig von dem physischen, emotionalen oder Lebensproblem. Nachfolgend werden die 20 häufigsten ungesunden Überzeugungen beschrieben. Sorgen Sie dafür, dass Sie keine dieser Überzeugungen hegen. So können Sie derzeitige Probleme lösen und verhindern, dass in Zukunft welche auftreten.

Die Behauptung

Wie kann ich die Behauptung aufstellen, diese ungesunden Überzeugungen könnten die körperliche Gesundheit schädigen?

1. Klienten, die in meine Praxis, Workshops und Retreats kamen, litten unter einem gesundheitlichen Problem.

2. Nach den Sitzungen berichteten viele Klienten von einer Besserung ihres Gesundheitszustandes.

3. Während der Sitzungen ging es nur um eins: Ich half ihnen dabei, ihre verborgenen ungesunden Überzeugungen und damit zusammenhängende Grundursachen aufzudecken und so mit ihrer Vergangenheit Frieden zu schließen.

Mit der Liste arbeiten

Ungesunde Überzeugungen beruhen auf Grundursachen; sie liefern die geistigen und emotionalen Beweise als Rechtfertigung für die Wahrheit dieser Überzeugungen (für Sie). Wenn sich eine der ungesunden Überzeugungen in der Liste für Sie wahr anfühlt, dann werden Sie die dazugehörigen Grundursachen aufdecken wollen, die als Rechtfertigung für diese Überzeugung dienen.

Gehen Sie wie folgt vor:

1. Lesen Sie die Liste der ungesunden Überzeugungen durch und achten Sie darauf, ob sich welche davon für Sie wahr anfühlen und/oder sich aufgrund von entsprechenden Hinweisen als für Sie gültig erweisen.

2. Sobald eine ungesunde Überzeugung bei Ihnen Resonanz auslöst, wenden Sie sich auf den nachfolgenden Seiten den entsprechenden beispielhaften Grundursachen aus dem wahren Leben zu, die meiner Erfahrung nach als Rechtfertigung für die ungesunde Überzeugung herhalten.

3. Lesen Sie die Liste durch, um die Grundursache zu finden, die sich für Sie am ehesten wahr anfühlt, und markieren Sie diese. Vielleicht kommt Ihnen beim Lesen auch Ihre ganz individuelle Grundursache in den Sinn, die noch besser zu Ihrer persönlichen Erfahrung passt. Dann schreiben Sie diese Grundursache auf.

4. Sobald Sie die ungesunde Überzeugung und die dazugehörige Grundursache gefunden haben, versuchen Sie, sich einen problematischen Vorfall aus der Vergangenheit in Erinnerung zu rufen, der mit der Grundursache zu tun hat. Wenn beispielsweise die Grundursache

lautet »traurig, weil ich schlecht bin«, dann denken Sie daran, wie Sie traurig waren, weil Sie meinten, Sie seien schlecht. Eine solche Erinnerung ist zur Transformation der Überzeugung sehr nützlich.

5. Sobald Sie die ungesunde Überzeugung, die Grundursache und die dazugehörige Erinnerung haben, gehen Sie zu Kapitel 5; dort lernen Sie, Frieden mit Ihrer Vergangenheit zu schließen.

Realität ist das, was jetzt gerade real ist.

Alles, was Sie hier betrachten und verändern, ist Ihre Vorstellung. Sie unternehmen keine Zeitreise, und Ihre Vergangenheit ereignet sich nicht mehr. Jetzt, in diesem Moment, sind und bleiben Sie in Sicherheit. Diese ungesunden Überzeugungen fühlen sich vielleicht wahr an, aber sie sind nicht die absolute Wahrheit.

Das sollten Sie nicht vergessen, damit der gesamte Prozess sich angenehm anfühlt und Sie ihn sogar genießen können! Falls Sie Zweifel hegen, ob Sie wirklich in der Lage sind, diesen Prozess allein zu durchlaufen, wenden Sie sich bitte an einen qualifizierten Mind Detox-Anwender (der Practitioner Finder unter *www.minddetox.com* kann Ihnen dabei helfen).

Die 20 häufigsten ungesunden Überzeugungen

»Meine Eltern liebten mich nicht genug.«

»Ich werde nicht geliebt.«

»Ich bin unerwünscht.«

»Ich werde abgelehnt.«

»Ich bin auf mich allein gestellt.«

»Ich wurde im Stich gelassen.«

»Ein wichtiger Mensch verließ mich.«

»Niemand ist für mich da.«

»Ich bin allein, einsam und/oder isoliert.«

»Mit mir stimmt etwas nicht.«

»Ich bin schlecht.«

»Ich bin nicht gut genug.«

»Ich enttäuschte andere.«

»Ich werde von anderen enttäuscht.«

»Das hätte so nicht passieren dürfen.«

»Ich habe einen geliebten Menschen / einen geliebten Gegenstand verloren.«

»Ich fühle mich wegen anderer Menschen schlecht.«

»Ich bin nicht fähig, das zu tun, was ich will.«

»Ich bin schutzlos, nicht in Sicherheit, schwach oder verletzlich.«

»Ich kann nicht verhindern, dass Schlimmes geschieht.«

Weitere häufige ungesunde Überzeugungen:

»Etwas stimmt nicht.«

»Ich bin schwach.«

»Ich bin verwirrt.«

»Das ist meine Schuld.«

»Ich bin von der Quelle der Liebe getrennt.«

Grundursachen aus dem wahren Leben, die als Rechtfertigung für die häufigsten ungesunden Überzeugungen dienen:
Wichtig: Es wird *nicht* empfohlen, alle nachfolgend aufgeführten Grundursachen durchzulesen; das ist nicht unbedingt eine leichte Lektüre! Lesen Sie einfach nur die Beispiele zu den ungesunden Überzeugungen, die sich für Sie am wahrsten anfühlen.

1. Grundursachen aus dem wahren Leben, die die Überzeugung *Meine Eltern liebten mich nicht genug* rechtfertigen, sind unter anderem folgende:

- »Traurig, weil ich von Mama und Papa nicht geliebt werde.«
- »Verletzt, weil Papa Mama mehr liebt als mich.«
- »Traurig, weil Mama und Papa sich nicht genüg gekümmert haben.«
- »Traurig, verängstigt und verletzlich, weil ich meinen Eltern egal war.«
- »Traurig und verletzlich, weil Papa mich nicht lieb hatte.«
- »Verletzt, traurig und abgelehnt, weil Mama und Papa meinen Bruder lieber hatten als mich.«
- »Traurig, verletzt und verlassen, weil ich ihnen egal war.«
- »Traurig, weil Papa mich nicht liebt.«
- »Traurig, weil Mama und Papa keine Lust hatten, mir zu helfen.«
- »Verletzt, traurig und verängstigt, weil Mama mich nicht wollte.«
- »Traurig, verängstigt und verletzlich, weil Papa nicht um mich gekämpft hat.«
- »Traurig, allein und verlassen, weil meine Eltern mich nicht sehr geliebt haben.«
- »Verletzt, traurig und verletzlich, weil Mama mich nicht liebte.«
- »Traurig, weil meine Eltern meinen Bruder vorzogen.«
- »Traurig, weil ich mich von Mama und Papa nicht geliebt und unterstützt fühle.«
- »Verletzt, weil Mama und Papa sich über mich ärgern.«

- »Wütend und traurig, weil Mama und Papa sich einen Dreck um mich geschert haben.«
- »Traurig, weil Papa mich nicht so liebt, wie ich bin.«
- »Verletzt, weil Mama mir nicht gesagt hat, dass sie mich lieb hatte.«

2. Grundursachen aus dem wahren Leben, die die Überzeugung *Ich werde nicht geliebt* rechtfertigen, sind unter anderem folgende:

- »Verlassen und einsam, weil ich nicht sehr geliebt wurde.«
- »Verletzt und wütend, weil ich ihnen egal war.«
- »Traurig und einsam, weil ich nicht geliebt wurde.«
- »Traurig, weil ich nicht wichtig bin.«
- »Allein und einsam, weil ich nicht liebenswert bin.«
- »Verängstigt, weil ich nicht geliebt werde.«
- »Traurig, weil ich nicht weiß, warum ich nicht gemocht werde.«
- »Traurig und verängstigt, weil ich nicht gemocht werde.«
- »Traurig, verängstigt und verletzlich, weil ich von Mama nicht geliebt werde.«
- »Ich muss hart arbeiten, um geliebt zu werden.«
- »Traurig und nutzlos, weil ich so, wie ich bin, nicht liebenswert bin.«
- »Verletzt, traurig und verängstigt, weil ich nicht liebenswert bin.«

3. Grundursachen aus dem wahren Leben, die die Überzeugung *Ich bin unerwünscht* rechtfertigen, sind unter anderem folgende:

- »Traurig darüber, dass ich immer so ungerecht behandelt werde, weil ich unerwünscht bin.«
- »Verletzt und wertlos, weil ich nicht so geliebt und akzeptiert werde, wie ich bin.«
- »Verletzt, weil Mama und Papa mich nicht akzeptiert haben.«
- »Traurig, weil ich unerwünscht bin.«
- »Angst davor, dass ich nicht gebraucht werde.«
- »Leer, weil ich unwichtig bin.«
- »Traurig, verletzlich und Angst davor, dass niemand mich will.«
- »Einsam und isoliert, da ich nie gut genug bin, um eine beste Freundin zu haben.«
- »Verletzt, dass ich nicht bemerkt werde.«
- »Ich fühle mich wertlos und unerwünscht.«
- »Traurig und wütend darüber, dass ich unwichtig bin.«
- »Fühle mich traurig und wertlos, wenn die Leute ohne mich glücklich sind.«
- »Verängstigt und allein, weil ich unerwünscht bin.«
- »Traurig darüber, dass ich unerwünscht war, weil ich ein Mädchen bin.«
- »Verletzt, weil mit mir etwas nicht stimmt und ich unerwünscht bin.«
- »Traurig, weil mein Papa mich nicht gewollt hat.«
- »Traurig, weil meine Eltern mich nicht gewollt haben.«
- »Verletzt, traurig und verletzlich, weil Mama und Papa mich weggeschickt haben.«

4. Grundursachen aus dem wahren Leben, die die Überzeugung *Ich werde abgelehnt* rechtfertigen, sind unter anderem folgende:

- »Verletzt und von den Menschen abgelehnt.«
- »Verletzt, abgelehnt und wertlos, weil Mama mich nicht liebt.«
- »Angst davor, von jemandem, den ich liebe, verletzt und zurückgewiesen zu werden.«
- »Traurig, wütend und wertlos, weil ich zurückgewiesen und ersetzt wurde.«
- »Verletzt und abgelehnt, weil ich ein Mädchen bin.«
- »Traurig und abgelehnt, wenn ich missverstanden wurde.«
- »Traurig, weil mein Bruder mich abgelehnt hat.«
- »Traurig, weil Mama mich zurückgewiesen hat.«
- »Traurig, verletzt, unerwünscht und abgelehnt, wenn Menschen mich verlassen.«
- »Verletzt, weil mein Papa mich abgelehnt hat.«

5. Grundursachen aus dem wahren Leben, die die Überzeugung *Ich bin auf mich allein gestellt* rechtfertigen, sind unter anderem folgende:

- »Ausgegrenzt und allein.«
- »Traurig, verängstigt und verletzlich, weil ich auf mich allein gestellt bin.«
- »Verängstigt, wenn ich auf mich allein gestellt bin.«
- »Verloren, allein und einsam, wenn ich auf mich allein gestellt bin.«
- »Traurig, weil sie mich verlassen haben und ich dann auf mich allein gestellt bin.«

- »Verängstigt und allein, wenn ich auf mich allein gestellt bin.«
- »Isoliert und verletzlich, wenn ich auf mich allein gestellt bin.«
- »Hilflos, wenn ich völlig auf mich allein gestellt bin.«
- »Traurig, weil ich ausgegrenzt wurde.«
- »Traurig, krank und einsam, wenn ich verlassen werde und allein überleben muss.«
- »Im Stich gelassen, verloren und einsam, weil ich verlassen wurde und mich allein durchschlagen musste.«
- »Traurig, einsam, allein gelassen muss ich alles selbst machen.«

6. Grundursachen aus dem wahren Leben, die die Überzeugung *Ich wurde im Stich gelassen* rechtfertigen, sind unter anderem folgende:

- »Angst davor, im Stich gelassen zu werden.«
- »Traurig, weil alle Menschen, die ich liebe, mich im Stich lassen.«
- »Traurig und verängstigt, weil meine Mama mich im Stich ließ.«
- »Verletzt und wütend, weil ich im Stich gelassen wurde.«
- »Wurde im Stich gelassen, als ich bedürftig war.«
- »Total verloren und im Stich gelassen, keiner kümmerte sich um mich.«
- »Traurig, einsam und hilflos, als ich im Stich und allein gelassen wurde.«
- »Allein und im Stich gelassen, keiner kümmerte sich um mich.«

- »Traurig, geschockt und verwirrt, als Mama mich im Stich ließ.«
- »Verletzt, traurig und verängstigt, nicht sicher zu sein, wenn Mama mich im Stich lässt.«
- »Schreckliche Angst, weil Mama mich im Stich ließ.«

7. Grundursachen aus dem wahren Leben, die die Überzeugung *Ein wichtiger Mensch verließ mich* rechtfertigen, sind unter anderem folgende:

- »Verletzt, verängstigt und allein, als Mama ging.«
- »Traurig, weil Papa mich zurückließ.«
- »Traurig, verängstigt, allein und verletzlich, als Papa mich verließ.«
- »Verletzt und wütend, weil Mama und Papa uns verließen.«
- »Ängstlich und hoffnungslos, wenn Menschen, die ich liebe, weggehen.«
- »Traurig, weil ich die Menschen, die ich liebe, vermisse.«
- »Traurig, verängstigt und verletzlich, weil meine Eltern mich allein ließen.«
- »Traurig, verletzt und unerwünscht, wenn Leute mich verlassen.«

8. Grundursachen aus dem wahren Leben, die die Überzeugung *Niemand ist für mich da* rechtfertigen, sind unter anderem folgende:

- »Traurig, weil niemand für mich da ist.«
- »Traurig darüber, dass Papa nicht für mich da war.«

- »Traurig, schwach und zurückgewiesen, weil niemand für mich da war.«
- »Traurig und allein ohne meinen Seelenpartner, der für mich da ist.«
- »Verloren und allein, weil niemand für mich da ist.«
- »Traurig und einsam, weil niemand für mich da ist.«
- »Traurig, verängstigt und verletzlich, weil sich niemand um mich kümmerte.«
- »Traurig, verängstigt und verletzlich, weil niemand für mich da war.«
- »Traurig, verängstigt und allein, weil niemand für mich da war.«
- »Traurig, weil niemand da war, um mir zu helfen.«
- »Traurig, einsam und isoliert, weil Mama und Papa nicht für mich da waren.«

9. Grundursachen aus dem wahren Leben, die die Überzeugung *Ich bin allein, einsam und / oder isoliert* rechtfertigen, sind unter anderem folgende:

- »Traurig, weil ich so isoliert bin.«
- »Traurig, weil ich niemanden zum Spielen habe.«
- »Einsam und isoliert, ohne Unterstützung.«
- »Traurig darüber, dass ich ganz allein im Universum bin.«
- »Traurig und einsam, weil meine Schwester nicht mit mir gesehen werden wollte.«
- »Krank, verängstigt und verletzlich, wenn ich ausgeschlossen wurde und niemand mich leiden konnte.«
- »Traurig und einsam, weil ich nicht gesehen und nicht verstanden wurde.«

- »Traurig und isoliert, wenn ich unfair gemobbt wurde.«
- »Traurig und hilflos, wenn Leute sich abwenden und weggehen.«
- »Ausgeschlossen und allein, niemand, an den ich mich wenden kann.«
- »Traurig, verloren und einsam, weil niemand für mich da ist.«
- »Traurig, weil ich niemanden hatte.«
- »Traurig und einsam, weil ich allein bin und niemand mich leiden kann.«
- »Einsam und isoliert, weil Mama und Papa sich trennten.«
- »Traurig, verloren und allein, weil Papa weg ist.«
- »Traurig und verletzlich, weil Papa weg ist.«
- »Einsam und isoliert, weil ich etwas anderes sein sollte.«
- »Traurig, weil Papa nicht da ist, um mich zu trösten.«
- »Traurig und verängstigt, weil die Leute denken, ich sei abscheulich, und mich ausschließen.«
- »Traurig und wütend, als ich von Mama getrennt wurde.«
- »Angst davor, allein und einsam zu sein.«
- »Traurig, verängstigt und isoliert, weil ich so fett bin.«

10. Grundursachen aus dem wahren Leben, die die Überzeugung *Mit mir stimmt etwas nicht* rechtfertigen, sind unter anderem folgende:

- »Schuldgefühl, weil ich eigentlich ein Junge hätte sein sollen.«
- »Verletzt, traurig und wütend, weil man mir ständig sagt, mit mir stimme etwas nicht.«

- »Traurig, verängstigt und Schuldgefühl, weil mit mir etwas nicht stimmt.«
- »Traurig und frustriert, weil immer mit mir etwas nicht stimmt.«
- »Angst davor, als Schwindler dazustehen.«
- »Traurig darüber, dass etwas mit mir nicht stimmt.«
- »Verletzt, wütend und Schuldgefühl, weil man mich dazu gebracht hat, mich schmutzig zu fühlen.«
- »Schäme mich, weil ich vergewaltigt worden und schmutzig bin.«
- »Traurig, verängstigt und verletzlich, wenn ich etwas falsch mache.«
- »Ärgerlich, dass ich mir dumm vorkam.«
- »Wütend, weil man mich als dumm hinstellte.«
- »Traurig, allein und nicht liebenswert, weil ich anders bin.«
- »Traurig und einsam, weil ich anders bin.«

11. Grundursachen aus dem wahren Leben, die die Überzeugung *Ich bin schlecht* rechtfertigen, sind unter anderem folgende:

- »Traurig, weil ich schlecht bin.«
- »Traurig, weil ich nicht normal bin.«
- »Traurig, weil ich hässlich bin.«
- »Traurig und Schuldgefühl, weil ich ungezogen bin.«
- »Traurig, weil ich es nicht verdient habe, am Leben zu sein.«
- »Traurig und schäme mich, weil ich so dumm bin.«
- »Verletzt, traurig und Schuldgefühl darüber, dass ich schlecht bin.«

- »Verletzt, isoliert und allein, weil mit mir etwas nicht stimmt.«
- »Im Vergleich zu anderen bin ich wertlos.«
- »Traurig, weil ich ein schlechter Mensch bin.«
- »Verletzt, traurig und wertlos, weil ich nichts richtig mache.«

12. Grundursachen aus dem wahren Leben, die die Überzeugung *Ich bin nicht gut genug* rechtfertigen, sind unter anderem folgende:

- »Traurig, weil ich für Papa nie gut genug bin.«
- »Verletzt, weil ich nicht gut genug bin.«
- »Ernüchtert, weil selbst, wenn ich mein Bestes gebe, das niemals gut genug ist.«
- »Ich bin nicht gut genug, um meinen Seelenpartner kennenzulernen.«
- »Traurig, weil ich nicht gut genug bin, dass andere mit mir zusammen sein wollen.«
- »Traurig, weil ich nie gut genug bin für die Menschen, die ich liebe.«
- »Ich bin der letzte Dreck und wertlos, verglichen mit anderen.«
- »Traurig, weil ich immer an zweiter Stelle komme.«
- »Traurig und isoliert, weil ich nicht wichtig bin.«
- »Verletzt, weil ich immer alles falsch mache und nie gut genug für Mama bin.«
- »Traurig und zurückgewiesen, weil ich nicht gut genug bin.«

13. Grundursachen aus dem wahren Leben, die die Überzeugung *Ich enttäuschte andere* rechtfertigen, sind unter anderem folgende:

- »Traurig, weil ich Papa enttäuschte.«
- »Traurig und Schuldgefühl, weil Papa nie stolz auf mich war.«
- »Traurig, weil ich meine Mama enttäuschte.«
- »Traurig und Schuldgefühl, weil ich meinen Papa enttäuschte.«
- »Panik, weil ich Papa enttäuschte.«
- »Traurig und Schuldgefühl, weil ich versagte und meine Eltern enttäuschte.«
- »Traurig, dass ich meine Eltern enttäuschte.«
- »Fühle mich wirklich schlecht, weil ich meine Mama verletzte.«
- »Traurig und Schuldgefühl, weil ich nicht für meine Mama da war.«
- »Traurig, weil ich Mama nicht helfen konnte.«
- »Traurig und Schuldgefühl, weil ich meine Eltern nicht retten konnte.«
- »Traurig, dass ich nicht für meine Mama da war.«
- »Angst davor, andere Menschen zu enttäuschen.«

14. Grundursachen aus dem wahren Leben, die die Überzeugung *Ich werde von anderen enttäuscht* rechtfertigen, sind unter anderem folgende:

- »Traurig, weil die Menschen, die ich liebe, mich enttäuschten.«

- »Angst davor, von mir nahestehenden Menschen verletzt zu werden.«
- »Verloren, allein und von meinem Partner enttäuscht.«
- »Verletzt, weil ich enttäuscht wurde.«
- »Traurig und einsam, niemand versteht mich.«
- »Verletzt, weil Mama sich selbst immer am wichtigsten nimmt.«
- »Verletzt, wütend und empört über Papa.«
- »Enttäuscht, weil Papa so selbstsüchtig war.«
- »Angst davor, dass Papa die Beherrschung verlor.«
- »Traurig, weil Papa mich nie unterstützte.«
- »Verletzt und traurig darüber, dass Papa so gemein zu mir war.«
- »Wütend, weil Papa mir mein Selbstvertrauen ausgetrieben hat.«
- »Ich hasse es, dass Papa mich dominierte.«
- »Verletzt, weil Papa mich enttäuschte.«
- »Sauer, weil ich Papas Frau hasse.«
- »Wütend, weil ich nie unterstützt worden bin.«
- »Traurig und verängstigt, weil Papa mich mit Mama allein ließ.«
- »Verletzt, fühlte mich dumm und wertlos, wenn mein Bruder mich demütigte.«
- »Traurig, ängstlich und allein, als mein Partner mich betrog.«
- »Wütend darüber, dass die Leute Sachen machen, die ich nicht will.«

DENKEN SIE DARAN: Sie sind ein guter Mensch. Sie tun immer Ihr Bestes. Ihre Intentionen sind positiv. Und nichts kann jemals bewirken, dass Sie nicht liebenswert sind.

15. Grundursachen aus dem wahren Leben, die die Überzeugung *Das hätte so nicht passieren dürfen* rechtfertigen, sind unter anderem folgende:

- »Traurig, dass ich meine Mama nicht kennenlernte.«
- »Traurig darüber, dass ich mein Leben verschwendet habe.«
- »Traurig, weil meine Kinder keine Großeltern haben.«
- »Traurig darüber, dass ich mein erstes Baby abgetrieben habe.«
- »Schäme mich und fühle mich schuldig, weil ich zugelassen habe, dass X mich so lange Zeit missbrauchte.«
- »Traurig, verloren und allein, mein Leben zerbrach nach der Abtreibung.«
- »Traurig darüber, dass Papa starb, bevor ich ihn kennenlernen konnte.«
- »Traurig darüber, dass ich gar nicht hätte geboren werden sollen.«
- »Traurig darüber, dass ich zu meinen Eltern kein enges Verhältnis hatte.«
- »Traurig darüber, dass meine Mama mir keine Aufmerksamkeit schenkte.«
- »Traurig darüber, dass er mir nicht zu Hilfe kommen konnte.«
- »Wütend, weil ich dazu gezwungen wurde, Dinge zu tun, die ich nicht tun wollte.«

- »Traurig und Schuldgefühl, weil ich zu viel zu tun hatte und zu wenig Zeit mit meinem Kind verbrachte.«

16. Grundursachen aus dem wahren Leben, die die Überzeugung *Ich habe einen geliebten Menschen / einen geliebten Gegenstand verloren* rechtfertigen, sind unter anderem folgende:

- »Traurig darüber, dass ich meinen Papa verlor.«
- »Traurig und überwältigt, weil ich die Menschen, die ich liebe, verloren habe.«
- »Traurig, verängstigt und allein, wenn ich die Menschen, die ich liebe, verliere.«
- »Verletzt, traurig und Angst davor, dass Menschen, die ich liebe, mich verlassen.«
- »Traurig darüber, dass ich meinen Bruder verlor.«
- »Leer, wenn ich die Menschen, die ich liebe, verliere.«
- »Traurig, ausgeschlossen und einsam, wenn mir Menschen, die ich liebe, weggenommen werden.«
- »Traurig und Angst davor, Menschen, die ich liebe, zu verlieren.«
- »Traurig darüber, dass ich Menschen, die ich liebe, verlor.«
- »Traurig und Angst davor, dass alles zusammenbricht.«
- »Traurig und Angst davor, Papas Liebe zu verlieren.«
- »Verletzt, weil die Menschen, die ich liebe, mich nicht so sehr lieben, dass sie bei mir bleiben.«
- »Traurig darüber, dass ich mein Kind verlor und eine Familie vermisse.«

17. Grundursachen aus dem wahren Leben, die die Überzeugung *Ich fühle mich wegen anderer Menschen schlecht* rechtfertigen, sind unter anderem folgende:

- »Traurig darüber, dass mein Papa so schwach und verletzlich war.«
- »Traurig und verängstigt, weil Papa so pathetisch war.«
- »Traurig, weil mein Papa traurig ist.«
- »Traurig und verängstigt, weil Papa verletzt und verletzlich ist.«
- »Habe es satt, die Schwere meines Papas zu tragen.«
- »Traurig und verängstigt, weil Mama so schwach ist.«
- »Traurig und Schuldgefühl, weil meine Mama verletzt wurde.«
- »Traurig und allein, weil Mama sich aufregt und mir nicht helfen kann.«
- »Traurig und schwach, kann meiner Mama nicht helfen.«
- »Traurig und verängstigt, weil Papa so krank und schwach ist.«
- »Angst davor, dass Mama sich aufregt.«
- »Wütend darüber, dass Mamas Eltern sie verletzten.«
- »Traurig und hilflos, mit anzusehen, wie mein Papa leidet.«
- »Traurig und verängstigt, weil Mama so verletzlich ist.«

18. Grundursachen aus dem wahren Leben, die die Überzeugung *Ich bin nicht fähig, das zu tun, was ich will* rechtfertigen, sind unter anderem folgende:

- »Festgefahren und hilflos, nicht frei zu tun, was ich will.«
- »Ich hasse es, mir sagen lassen zu müssen, was ich machen soll.«
- »Wütend, weil ich nicht das machen kann, was ich will.«
- »Traurig und festgefahren, nicht frei, ich selbst zu sein.«
- »Sauer wegen der ganzen Vorschriften.«
- »Traurig darüber, dass es ihnen egal ist, was ich will.«
- »Verletzt, weil ich nicht das machen darf, was ich tun möchte.«
- »Hilflos, weil ich nichts tun kann, um das Problem zu beheben.«
- »Verängstigt und machtlos, kann Schlimmes nicht verhindern.«
- »Traurig und wütend, weil ich meine Lebensaufgabe nicht erfüllen kann.«
- »Ich bin frustriert, dass ich nicht das tun kann, was ich will.«

DENKEN SIE DARAN: Wenn Sie etwas Inspirierendes sehen wollen, dann schauen Sie in den Spiegel! Sie haben im Leben schon so viel erreicht. Sie haben mehr Selbstvertrauen, als Sie meinen. Sie schaffen das!

19. Grundursachen aus dem wahren Leben, die die Überzeugung *Ich bin schutzlos, nicht in Sicherheit, schwach oder verletzlich* rechtfertigen, sind unter anderem folgende:

- »Traurig und verletzlich, weil Mama mich nicht beschützte.«
- »Einsam und verletzlich, weil Papa nicht da war.«

- »Im Stich gelassen und verletzlich, weil mein Bruder mich nicht beschützte.«
- »Ängstlich, verletzlich und schutzlos.«
- »Traurig darüber, dass ich missachtet wurde.«
- »Angst davor, dass die Leute sehen, wie verletzlich ich bin.«
- »Verängstigt und hilflos, weil ich sie nicht davon abhalten konnte, mich zu verletzen.«
- »Angst davor, entlarvt und ungeschützt zu sein.«
- »Ängstlich und allein, kämpfe ums Überleben.«
- »Verängstigt und verletzlich, weil Papa so unberechenbar ist.«
- »Verletzt, verängstigt und hilflos, weil ich ihm nicht sagen konnte, er solle aufhören.«
- »Verängstigt und verletzlich, wenn ich die Kontrolle verliere.«
- »Verängstigt und schwach, wenn die Leute sehen, wie schwach ich bin.«
- »Angst davor, allein gelassen zu werden, und niemand ist da, der mich beschützen kann.«
- »Verletzt, schutzlos und missachtet.«
- »Traurig und verängstigt, weil ich hilflos und verletzlich bin.«
- »Verletzt und isoliert, nicht in Sicherheit.«
- »Traurig darüber, dass ich meinen Papa nicht davon abhalten konnte, mich zu verletzen.«
- »Angst davor, schwach zu sein.«
- »Traurig und allein, weil niemand da ist, der für mich einsteht.«

- »Angst davor, schwach und am Zerbrechen zu sein.«
- »Angst davor, verletzt zu werden, wenn ich offen bin und mich zeige.«
- »Verletzlich, wenn ich außerhalb meines Zuhauses bin.«
- »Angst davor, dass die Leute mich sehen.«
- »Verletzlich und Angst davor, dass Papa mich verletzt.«
- »Verängstigt, weil mein Leben so verletzlich ist.«
- »Habe es satt, mich so erstickt und machtlos zu fühlen.«
- »Verletzlich, wenn Leute in meinen Raum eindringen.«
- »Traurig und Angst davor, von Papa nicht beschützt zu werden.«
- »Verängstigt, allein und verletzlich, weil niemand da ist, der mich beschützt.«

20. Grundursachen aus dem wahren Leben, die die Überzeugung *Ich kann nicht verhindern, dass Schlimmes geschieht* rechtfertigen, sind unter anderem folgende:

- »Angst davor, verletzt zu werden.«
- »Traurig und Angst davor, etwas falsch zu verstehen.«
- »Angst davor, obdachlos zu sein.«
- »Angst davor zu sterben.«
- »Traurig und Angst davor, mein Sicherheitsnetz zu verlieren.«
- »Angst davor, festgefahren zu sein.«
- »Angst, dass etwas Schlimmes passiert.«
- »Angst, dass die Menschen, die ich liebe, verletzt werden könnten.«
- »Traurig und Angst davor, missbraucht zu werden.«

- »Angst, dass ich meine Kinder genauso verletze, wie ich verletzt worden bin.«
- »Angst, etwas misszuverstehen und die Menschen, die ich liebe, zu verletzen.«
- »Angst, dass Mama und Papa sich trennen.«
- »Gelähmt vor Angst, so krank zu werden wie meine Mutter.«
- »Angst davor, das zu verlieren, was ich habe.«
- »Angst davor, Mama und Papa zu verlieren.«
- »Angst davor, so zu enden wie meine Mama.«
- »Angst, dass ich nicht zurechtkomme.«
- »Angst davor, alles verkehrt zu machen.«
- »Traurig und Angst davor, in Schwierigkeiten zu geraten.«

DENKEN SIE DARAN: Grollgefühle verletzen die Person, die diese Gefühle hegt. Sie müssen dem, was andere tun, nicht zustimmen, um Ihre Beziehung zur Vergangenheit zu heilen. Mitgefühl macht Sie frei!

Mind Detox-Akademie

Veränderungen bewirken und Einkommen generieren

Menschen, die mit großer Leidenschaft anderen Menschen in aller Welt helfen wollen, haben sich bei Sandy C. Newbigging zu MDM (Mind Detox-Methode)-Anwendern ausbilden lassen. Als Life Coach, Berater, Psychotherapeut, Heilpraktiker, Lehrer, Therapeut oder Heiler mit dem Wunsch, anderen noch effektiver zu helfen, ist die Ausbildung zum MDM-Anwender ideal, und auch ohne entsprechende berufliche Qualifikation können Sie davon sehr profitieren. Voraussetzung dafür ist der Wunsch, anderen Menschen zu helfen, gesünder und glücklicher zu werden. Die MDM-Ausbildung ist einfach und erschwinglich. Sie umfasst Online-Ausbildungsmaterialien, die viertägige Mind Detox-Meisterklasse mit einem qualifizierten Ausbilder sowie Zertifzierungs-Unterstützung und Zulassung nach dem Kurs. Werden Sie noch heute Mitglied unseres globalen Teams. Auch Ausbildungskurse in der Mind Calm-Methode (MCM) von Sandy C. Newbigging sind verfügbar. Weitere Einzelheiten finden sich auf der Website.

www.minddetoxacademy.com

Danksagung

Ich danke meiner Familie für ihren nie endenden Glauben an mich und ihre beständige Ermutigung. Und wie immer geht ein ganz spezielles Dankeschön an Bryce Redford dafür, dass er in meinem Leben ein unbeschwerter Fels in der Brandung ist. Es gäbe die Mind Detox-Methode vielleicht gar nicht, wenn die Ernährungsberaterin Amanda Hamilton mich nicht eingeladen hätte, auf ihren Entgiftungs-Retreats mitzuarbeiten – für mich die Chance, mit ihr zusammen im Fernsehen aufzutreten –, danke, Amanda, für deine Einführung in die Geist-Körper-Entgiftung.

Ein weiteres besonderes Dankeschön geht an die wunderbare Laura Jane Jones für ihre Hilfe bei der grafischen Gestaltung des Buchumschlags und an Sasha Allenby, die ein fantastisches Geleitwort geschrieben hat und eine tolle Freundin ist. Danke auch an Andrew und Esther Pepper für ihre Ermutigung und Unterstützung.

Ich bedanke mich auch bei den Mind Detox-Anwendern in aller Welt für ihr Bestreben, etwas zum Positiven zu verändern. Und zu guter Letzt danke ich allen, die meine Vorträge, Praxis, Workshops und Retreats besucht haben. Ohne euren mutigen Schritt, mit dem ihr über eure Herausforderungen hinausgewachsen seid, wäre dieses Buch nicht möglich gewesen.

Über den Autor

Sandy C. Newbigging hat die Mind Detox-Methode und die Mind Calm-Methode entwickelt. Er ist Meditationslehrer und Autor mehrerer Bücher, unter anderem *New Beginnings, Life Detox, Life-Changing Weight Loss* und *Thunk!*. Über seine Arbeit wurde weltweit im Fernsehen berichtet, u. a. auch auf dem Discovery Health Kanal. Er betreibt in Großbritannien mehrere Praxen und hält internationale Retreats ab. Außerdem betreibt er eine Akademie zur Ausbildung von Mind Detox-Anwendern. Die »Federation of Holistic Therapists« hat ihn als »Tutor of the Year« vorgeschlagen. Weitere Informationen über Vorträge und Workshops von Sandy C. Newbigging sowie Terminvereinbarungen für Vorträge unter:

answers@sandynewbigging.com
www.facebook.com/minddetoxman
www.twitter.com/minddetoxman
www.sandynewbigging.com